めざせスペシャルオリンピックス・世界大会！

がんばれ、自《じ》閉《へい》症《しょう》の類《るい》くん

沢田俊子

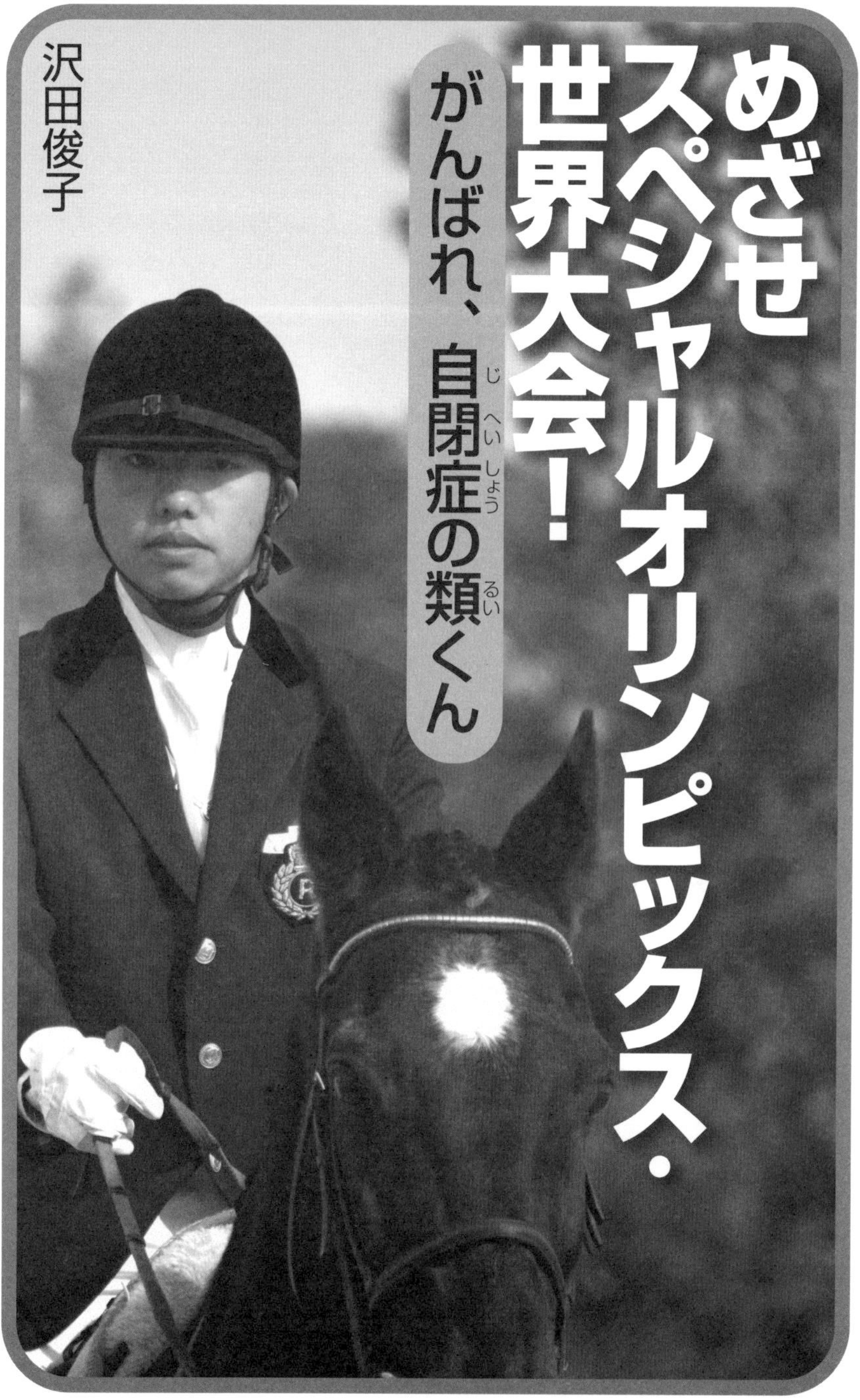

文研出版

もくじ

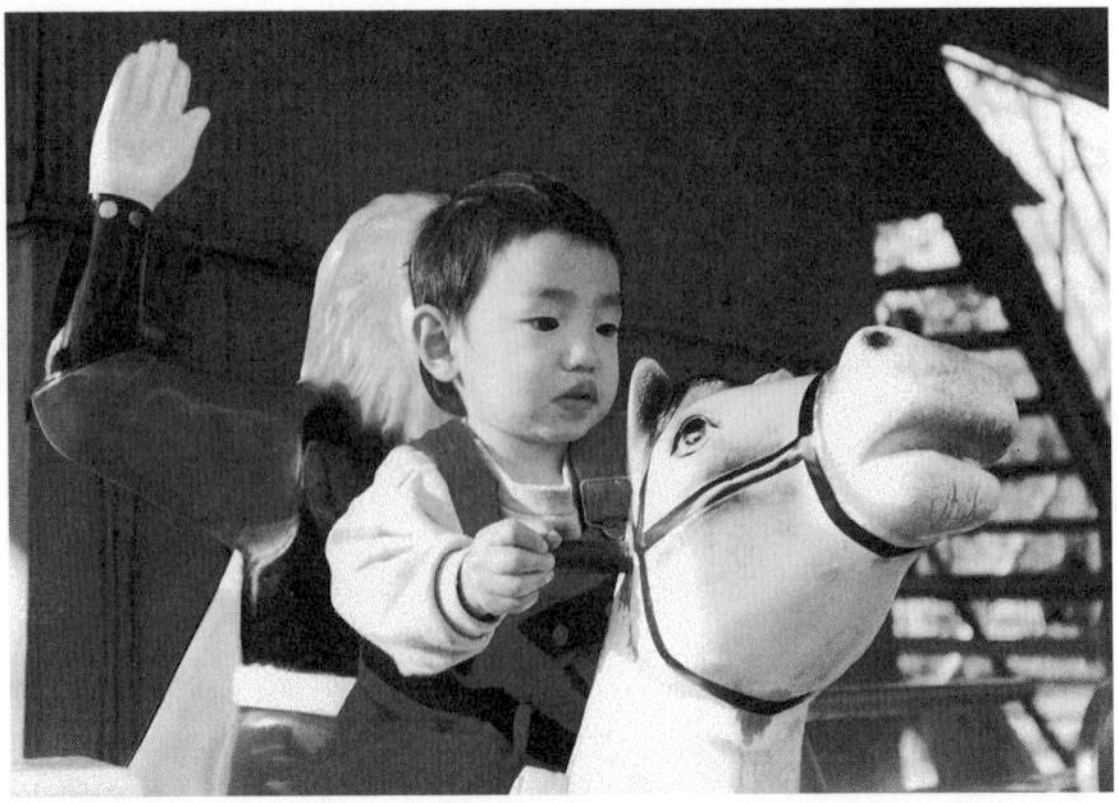

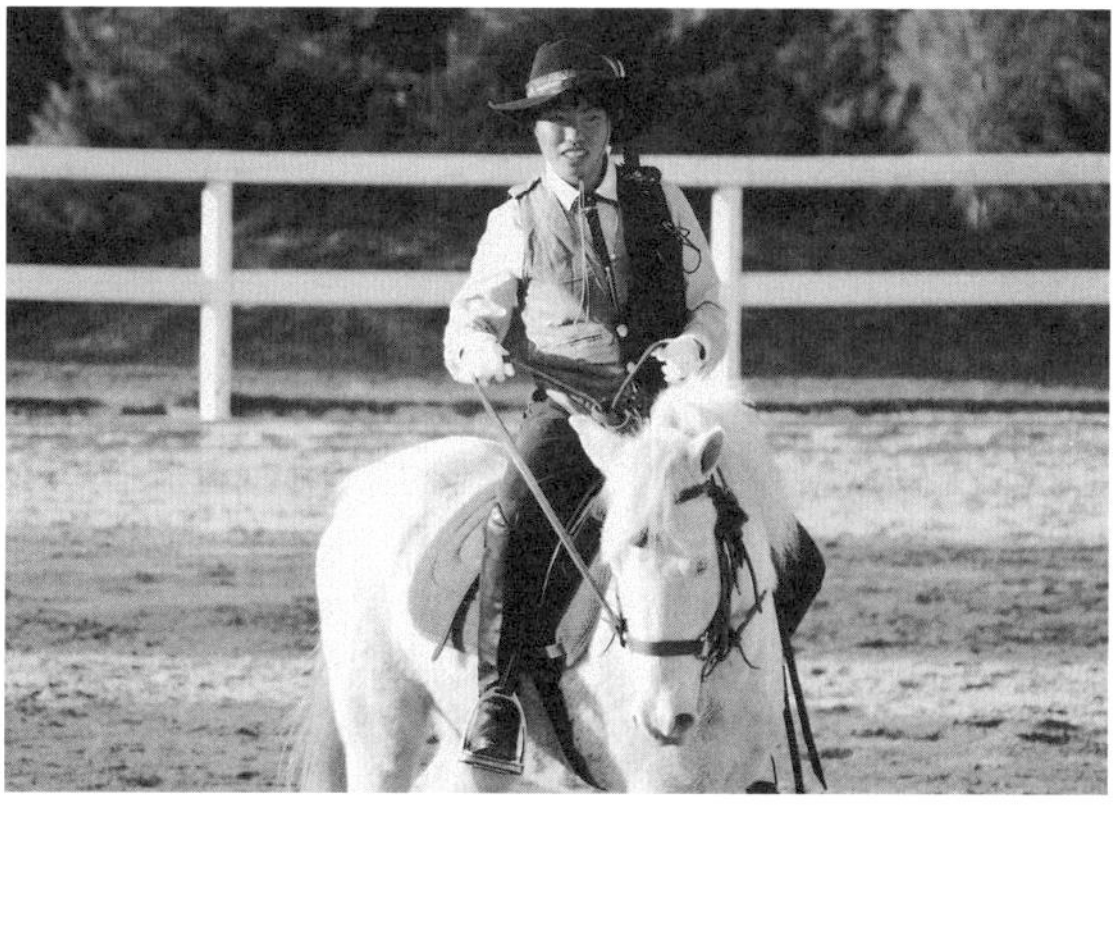

プロローグ

自閉症《じへいしょう》は、発達障《はったつしょう》がいのひとつで、生まれつき脳《のう》の機能《きのう》（働き）が通常《つうじょう》とちがうため起こります。病気ではありません。

自閉症《じへいしょう》の子どもに共通していえることは、話しかけてもほとんど返事がないことです。聞こえていないわけではありません。脳《のう》に発達障《はったつしょう》がいがあるために、人が話す言葉が意味のあるものとして届《とど》かないのです。また、言葉を使えば自分の気持ちを他人に伝えられることも理解《りかい》できません。当然、会話もうまくできません。

ぶつぶつひとりごとをいっている自閉症《じへいしょう》の子どももいますが、ほとんどが「ぱ行」（ぱぴぷぺぽ）や「ば行」（ばびぶべぼ）のだく音や半だく音で、言葉というよりも意味がない音にしか聞こえません。

話しかけても返事がないことや、人と目を合わすのが苦手なこと、感情《かんじょう》を外に示《しめ》さないことなどの症状《しょうじょう》が心を閉《と》ざしているように見えるので、「自閉症《じへいしょう》」と呼《よ》ばれるようになりました。

最近は専門的《せんもんてき》には、「広汎性発達障害《こうはんせいはったつしょうがい》」という診断名《しんだんめい》がよく使われるようになっています。それは、発達障《はったつしょう》がいによってあらわれる症状《しょうじょう》に、心を閉《と》ざす以外にもいろいろあるからです。

人との関わりが苦手なので、性格《せいかく》に問題があると誤解《ごかい》されたり、感情《かんじょう》のコントロールが苦手で、とつぜんおこり出したり泣き出したりするために、キレやすいとか、かんしゃくもちとか思われてしまうこともあります。また、ふとした音や物などに強いきょうふや不安を感じたり、ひとつのものごとに極端《きょくたん》にこだわることがあったり、ケガをしても痛《いた》さを感じないという特徴《とくちょう》もあります。

自閉症《じへいしょう》には、ほかの病気やケガのように「こうすれば治る」という治療法《ちりょうほう》がありません。治ることのない自閉症《じへいしょう》という障《しょう》がいをもちながら社会に出るのは、とても難《むずか》しいことです。

脳《のう》の発達障《はったつしょう》がいは身体の障《しょう》がいとちがって、見た目にはわかりにくいので、ほかの人にはなかなか理解してもらえません。

この物語の主人公の深津《ふかつ》　類《るい》くんも自閉症《じへいしょう》です。兵庫県姫路市《ひょうごけんひめじし》に生まれた類《るい》くんは、現在《げんざい》（二〇一六年）二十六歳《さい》で、両親と妹、祖母《そぼ》と共に今も姫路市《ひめじし》に住んでいます。自閉症《じへいしょう》のさまざまな症状《しょうじょう》をかかえながらも、公立高校に入学して、無事卒業しました。その後、社会人として一生懸命《いっしょうけんめい》働いています。とはいえ、今も自閉症《じへいしょう》であることに変わりはなく、まわりの人たちの支援《しえん》は必要です。

類《るい》くんがさらにすばらしいのは、高校生のときに始めた乗馬の競技会《きょうぎかい》で何度も優勝《ゆうしょう》し、スペシャルオリンピックス・世界大会を目指して、日々練習にはげんでいることです。スペシャルオリンピックスとは、知的障《ちてきしょう》がいのある人たちにさまざまな日常的《にちじょうてき》なスポーツトレーニングとその成果《せいか》の発表の場である競技会《きょうぎかい》を、年間を通じて提供《ていきょう》している国際的なスポーツ組織《そしき》のことです。

幼児のころ、医師《いし》から「大人になっても、知能《ちのう》も社会性《しゃかいせい》も小学低学年のままです。」と宣告《せんこく》された類《るい》くんは、いつ、どのように、成長していったのでしょう。

きっかけは、小学生のときのクラスの友だちです。地域《ちいき》の普通《ふつう》の小学校に通い始めて、大好きな友だちができました。行動的な友だちと放課後《ほうかご》もいっしょに過ごしているうちに、その友だちと同じことをしたいと願う心が芽生えてきました。

医学的には「一生、小学低学年のまま」であるはずの類《るい》くんに、「友だちのパワー」が、奇跡《きせき》を起こしてくれたのです。

類《るい》くんの物語は、親子三人で十三か所もの幼稚園《ようちえん》や保育園の入園説明会に行き、すべての園で入園を断《ことわ》られたときから始まります。

1　入園お断《ことわ》りします

「来年は、幼稚園《ようちえん》やね。」

「どこに入れるか、迷《まよ》ってしまうわ。」

「類《るい》にお友だちができるといいねえ。」

両親もおばあちゃんも、類《るい》くんが幼稚園《ようちえん》に行くことを、とても楽しみにしていました。幼稚園《ようちえん》に行くようになれば、類《るい》くんが変わると思っていたからです。というのも、類《るい》くんはもうすぐ三歳《さい》になるのですが、まだ一度もしゃべったことがないのです。

「パパ」とも、「ママ」ともいってくれません。

お母さんは心配になって、保健センターで類《るい》くんの検診《けんしん》を受けるたびに、保健師《ほけんし》さんに相談《そうだん》してきました。どの保健師《ほけんし》さんからも、

「少し、言葉がおそいようですね。初めてのお子さんの場合、よくあることですよ。」

といわれたので、そんなものかと思うようにしていました。が、
類《るい》くんは、話しかけても返事をしません。

近くで音を立てても、反応《はんのう》しません。

泣いたり、笑ったりもしないのです。

ごはんを自分から食べようともしません。食べることに興味《きょうみ》がないのです。無理やり食べ物を口におしこんでも、はき出すか、食べ物を口に入れたまま動かさずにじっとしています。どんなに時間をかけても、ほんの少ししか食べさせることができません。類《るい》くんは、がりがりにやせていました。

「類《るい》くん。」と名前を呼《よ》んでのぞきこむと、目線をそらします。

おもちゃにも、絵本にも、興味《きょうみ》がありません。

おじぞうさんのようにじっとして、だまりこくっています。

おとなしいといえばそうなのですが、こんなことでいいのでしょうか？

夜になってもあまりねむりません。ふとんにねかせてもずっと目を開けているので

す。泣いたりぐずったりしないので、息をしていないのではと不安に思ったお母さんは、やっとねむった類《るい》くんの鼻に手をあてて、息をしているかどうか確《たし》かめたことが何度もあります。

両親は、幼《おさな》い類《るい》くんをおばあちゃんに預《あず》けて、それぞれ会社に勤《つと》めていたので、休みの日にしか類《るい》くんとゆっくり接《せっ》する時間がありませんでした。いろいろなことに、(だいじょうぶだろうか?)と思うことはあっても、熱が出たり、おなかをこわしたり、痛《いた》がっているわけでもないので、そんなものかなと思っていました。

そのころ、家族はもちろん、保健センターの人たちのだれひとりとして、類《るい》くんが自閉症《じへいしょう》だということに気づいていませんでした。食欲《しょくよく》がないのは家の中でじっとしているからで、幼稚園《ようちえん》に行くようになってお友だちと元気に遊んでいるうちに、おなかも減《へ》って食べるだろうと思っていました。ほとんどねむらないのも、おもちゃに興味《きょうみ》をもたないのも、しゃべらないのも同じです。幼稚園《ようちえん》に行くようになれば、すべて何とかなる。早く幼稚園《ようちえん》に行かせたい。幼稚園《ようちえん》は希望そのものでした。

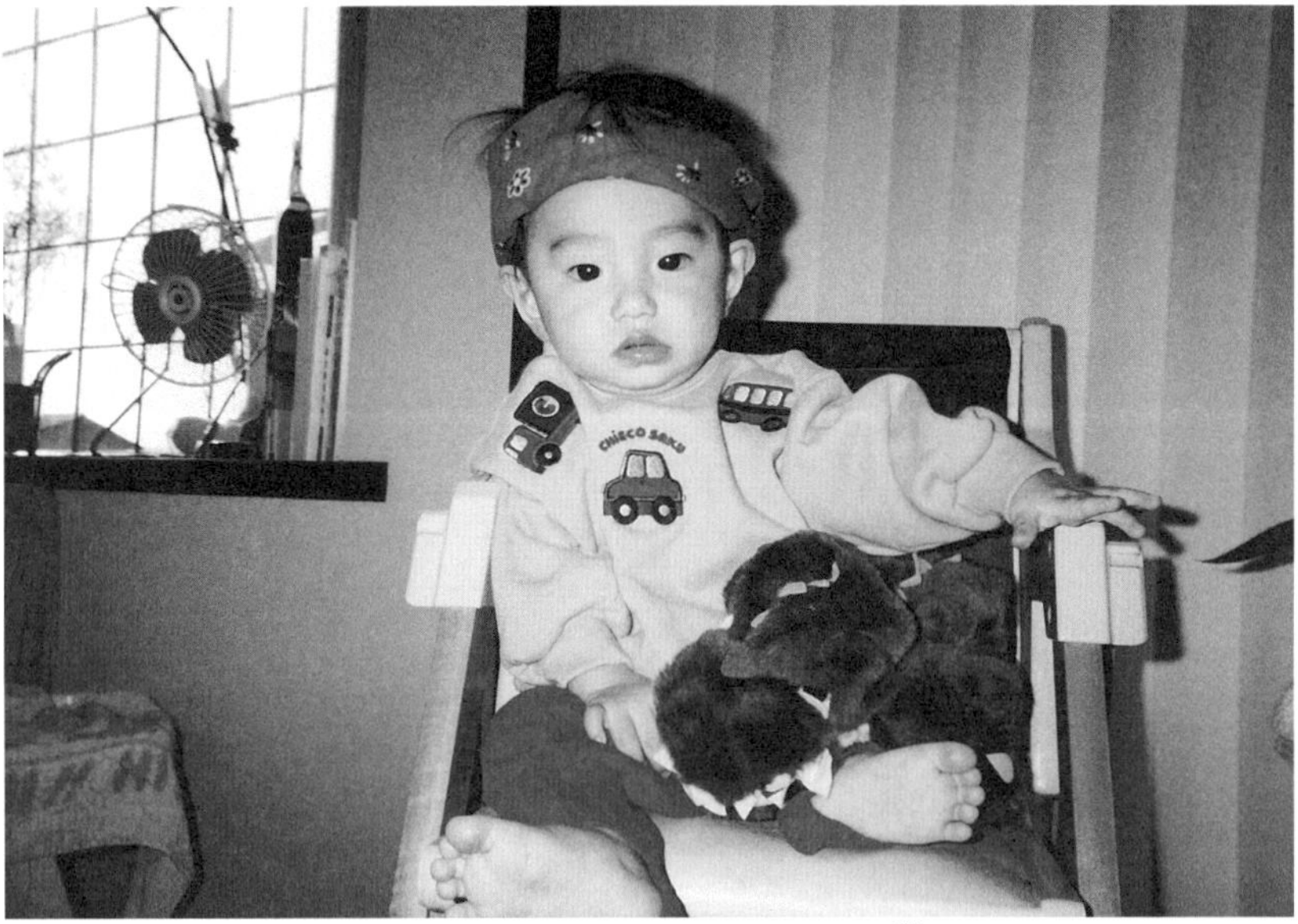

泣いたり笑ったりせず､おじぞうさんのようにだまったままの類《るい》くん。（生後８か月ころ）

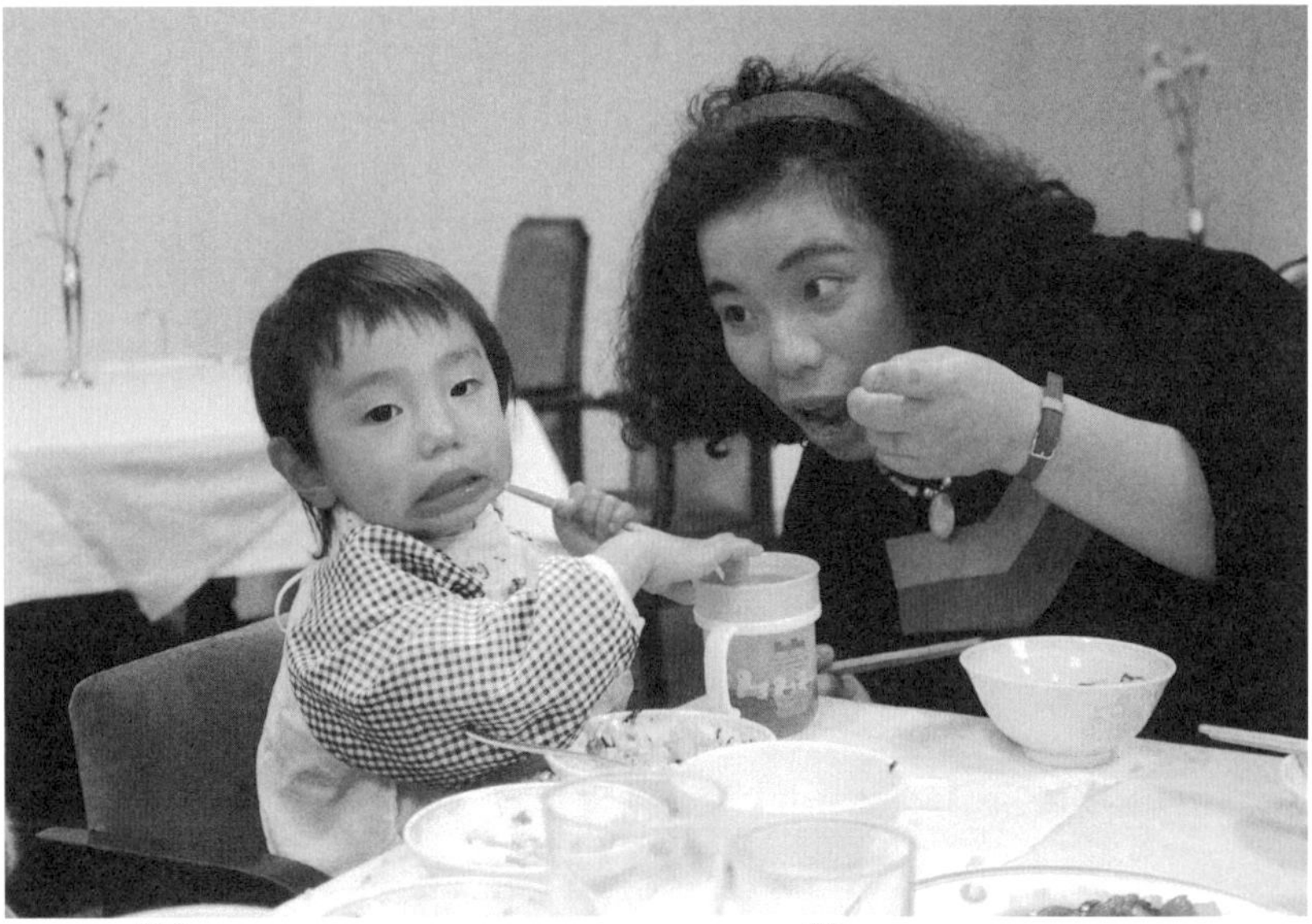

食べ物に興味《きょうみ》がなく、食事をさせるにもひと苦労。（1 歳《さい》ころ）

幼稚園《ようちえん》や保育園は、近所に十三もありました。

「どこにしようかな。実際《じっさい》に見て、類《るい》に合うところを確《たし》かめようね。」

お父さんとお母さんは類《るい》くんを連れて、十三の幼稚園《ようちえん》や保育園すべての入園説明会に参加することにしました。類《るい》くんは、両手を胸《むね》の横でひらひらさせながら、くにゃらくにゃらと体をくねらせてついて来ました。

幼稚園《ようちえん》では、同じ年ごろの子どもたちの声がはじけていました。楽しそうにしゃべったりして、笑いころげています。

「まあ、みんな楽しそうやね。類《るい》、ほら、お友だちがいっぱいいるよ。」

お母さんは、足元で丸くなってしゃがみこんでいる類《るい》くんに、声をかけました。

まったく反応《はんのう》がありません。たくさんの子どもたちに初めて出会ったので、とまどっているのだと、思いました。

「さあ、はずかしがらないで、類《るい》も行っておいでよ。」

お父さんが背中《せなか》をおしても、類《るい》くんはセミのぬけがらのように丸くなって、じっとしています。まわりの子どもたちの姿《すがた》や声など、目や耳に入らないようです。そんな類《るい》くんを両親は、（人見知りをしている。）と思いました。手に負えないほどさわいでいる子もたくさんいます。そんな子にくらべれば類《るい》くんはあつかいやすいはずです。

ところが幼稚園《ようちえん》の先生の反応《はんのう》はちがいました。

「申《もう》し訳《わけ》ありません。うちは職員《しょくいん》の数が少ないので、類《るい》くんのようなお子さんをお預《あず》かりすることはできません。」

と、断《ことわ》られました。

あばれまわっている子どもの入園を断《ことわ》るのならわかるのに、こんなにおとなしい息子をどうして断《ことわ》るのか、お父さんとお母さんには理由がわかりませんでした。首をかしげながらふたりは類《るい》くんを連れて、次々と幼稚園《ようちえん》や保育園を見学しました。でも、どこの園でもその場で断《ことわ》られました。

「うちの園は、トイレが外なので、ちょっと。」

よく見ると、見学に来ている子でズボンがおむつでふくらんでいる子は、類《るい》くんだけでした。「おしっこしようね。」といくら話しかけても、知らんぷりの類《るい》くんをしつけて、「幼稚園《ようちえん》に入るまでには、ひとりでトイレもできるようにさせますから。」と、お母さんはいいきることができませんでした。

次の幼稚園《ようちえん》では、「うちの職員《しょくいん》は、経験《けいけん》が浅いものばかりなので。」という理由で断《ことわ》られました。

（経験《けいけん》が浅くても、ほかの子どもはどんどん受け入れるのに。つまり類《るい》がだめということなのね……。）

お母さんは、類《るい》くんが、ほかの同じ年ごろの子どもたちとちがうことに気がついていましたが、（言葉がおそいだけ。）、（おとなしいだけ。）と思うことで、自分を納得《なっとく》させてきました。（幼稚園《ようちえん》に入れば変わる。）と期待していたのに、入園させてもらえそうにありません。

次の幼稚園《ようちえん》ではきっぱりと、「自分でくつ箱にくつをしまえないお子さんは、お預《あず》

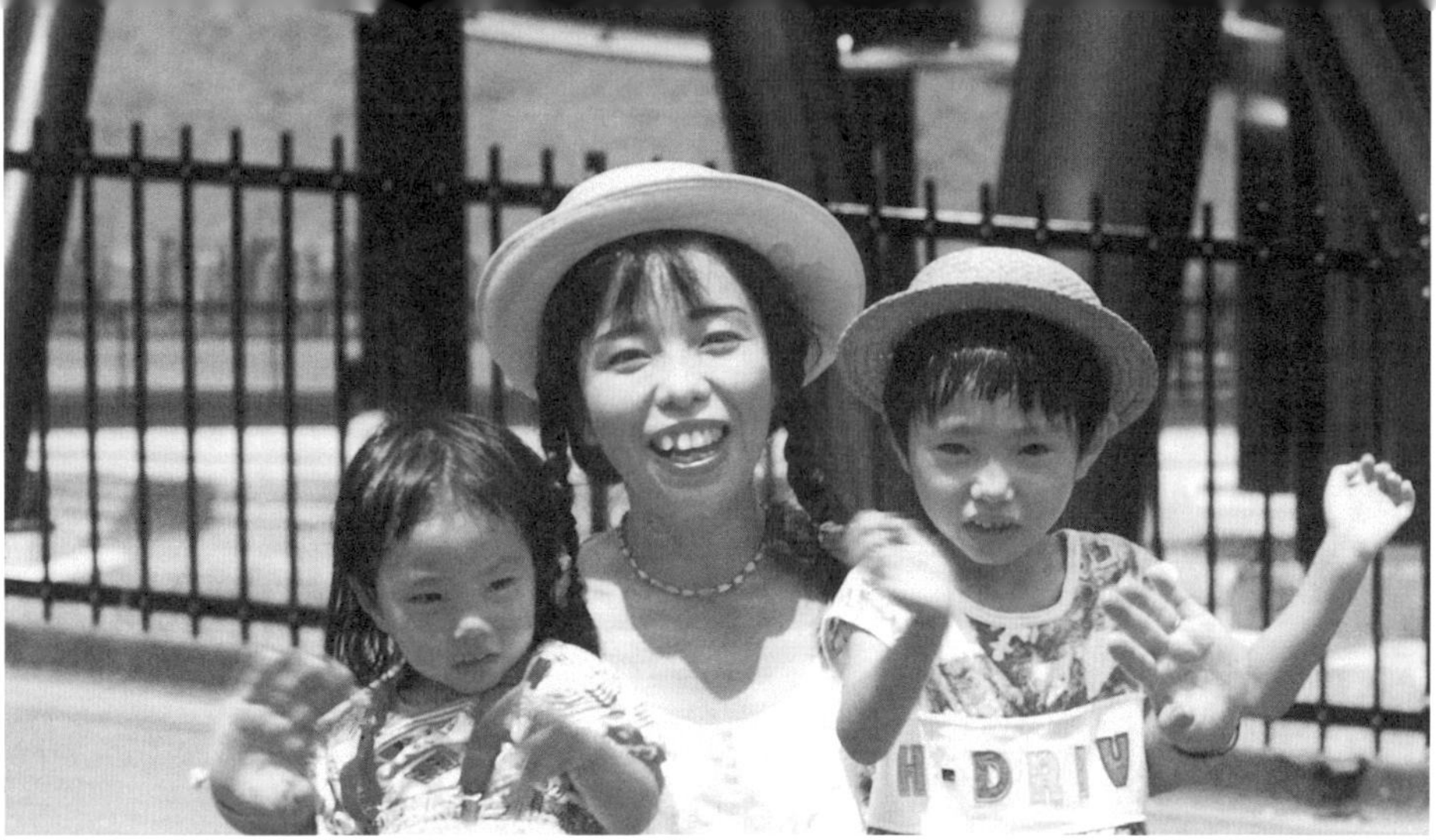

大好きなお母さんと妹のうららちゃんといっしょでごきげんの類《るい》くん。

かりできません。」といわれました。そのとき類《るい》くんは、くつをはいたまま、ろうかにあがりこんで、うろうろしていたのでした。

とうとう、十三の幼稚園《ようちえん》や保育園のすべてに断《ことわ》られてしまいました。

「パパ、やっぱりこの子、何か問題があるのとちがうん?」

「うーん。言葉がおそいだけではないのかな……。」

「でも、検診《けんしん》ではどこも悪くないといわれたんよ。」

いったい、どこがどうだめなのでしょう。どこの園も、入園願書さえもらえませんでした。

2　子どもライブラリーって？

（受け入れてくれる幼稚園《ようちえん》がない。どうしよう……。）

暗い気持ちで、ほかに幼稚園《ようちえん》や保育園はないものかと電話帳のタウンページを見ていたお母さんの目に、「子どもライブラリー」という文字が飛びこんできました。ライブラリーは図書館という意味で使われます。でも、図書館ではないようです。「子どものための家」と書いてあります。普通《ふつう》の幼稚園《ようちえん》や保育園ではなさそうです。

お父さんとお母さんはワラにもすがる思いで、類《るい》くんを連れて見学に行くことにしました。たぶん、今までと同じように、また断《ことわ》られるのだろうなと、ほとんどあきらめていました。

ところが類《るい》くんは、別人のようにちゃんとくつをぬいで保育室にあがり、クレヨンで絵をかき始めたのです。

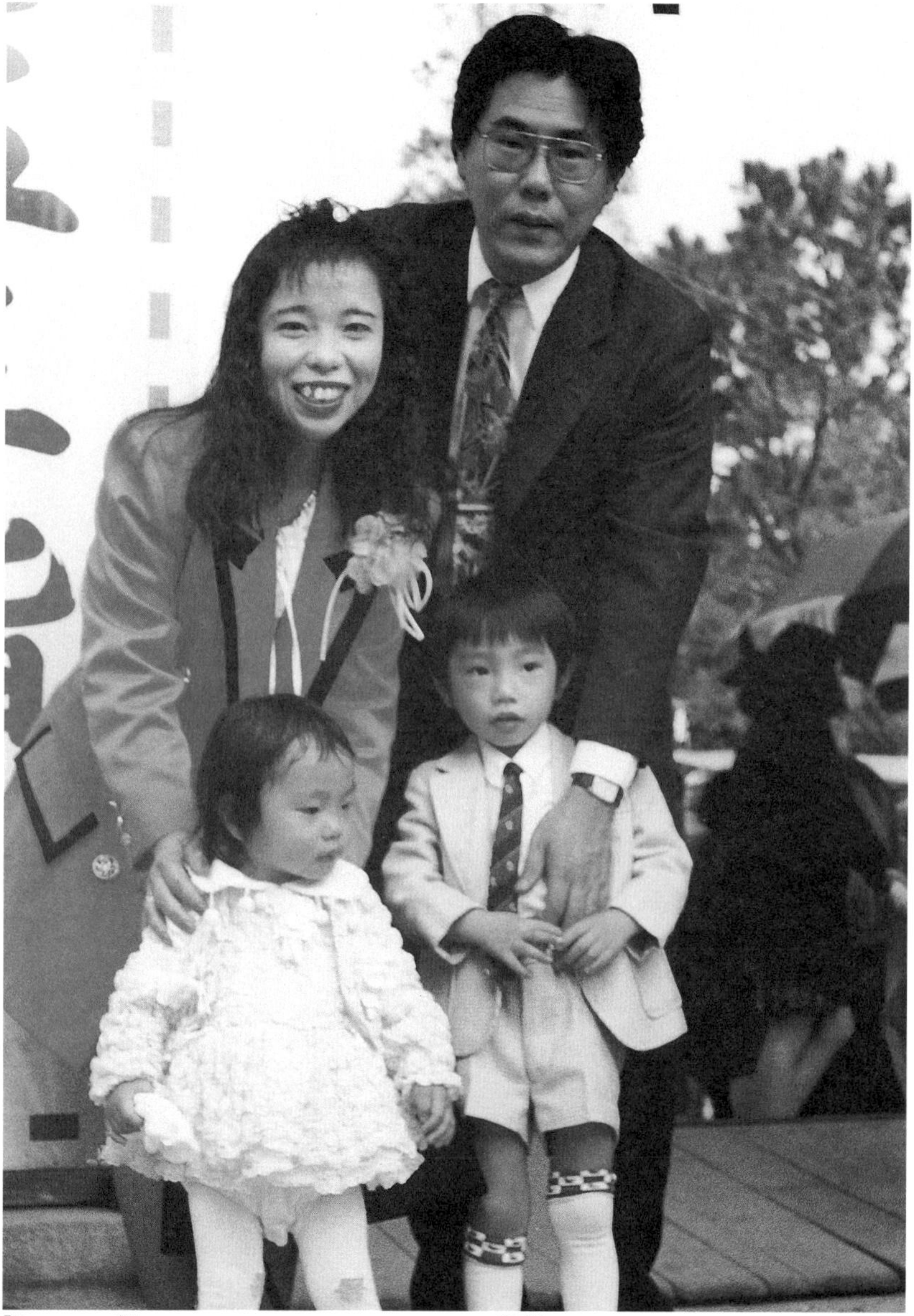

類《るい》くん、3歳《さい》の七五三。家族でおめかしして記念撮影《さつえい》。
（すぐに走り出す類《るい》くんを、お父さんがおさえています）

「類《るい》……？」

今まで見学した十三の幼稚園《ようちえん》や保育園では見られなかったことです。お父さんとお母さんはおどろきました。

園児たちは、知らない子がとつぜん部屋に入ってきたので、きょとんとしています。

でも、すぐに類《るい》くんを受け入れ、話しかけています。

するど、類《るい》くんが何かしゃべり出しました。とても言葉とはいえない、ばばば、ぶぶぶという連続しただく音でしたが、こんなに積極的にしゃべるなんて、今までになかったことでした。口がしきりと動いています。しかもにこにこ笑っています。

しまいには、「うーうー、うーうー。」とうなるような声を出しながら、いろいろな色のクレヨンを手にとって目をかがやかせながら、ごきげんで絵をかき出したのです。

お母さんは、類《るい》くんが笑っているのを初めて見ました。感動がこみ上げてきます。

「パパ、見て見て。類《るい》が話してる……。笑ってる……。」

「すごいぞ。類《るい》が笑った。」

お父さんも、興奮《こうふん》しています。

（ここに入れたい。類《るい》は、ここに通いたがっている。）

十三もの幼稚園《ようちえん》や保育園で断《ことわ》られた入園願書付きの案内書を、ここではすんなり渡してくれました。案内書にはこう書かれていました。

ここは子どもが自由に生きている。
ハンディキャップのある子も、そうでない子も、
みんな一緒《いっしょ》に生きている。
ひとりひとりを見てほしい。
なまいきなかおしてる。えらそうなかおしてる。
やさしい心をもっている。
あの子も、この子も、
ここは子どものための家だ。

園児たちを見ていると、庭でどろだんごをつくっている子どももいれば、円形テーブルで顔を寄せ合って絵をかいている子どももいます。それぞれにやりたいことを自由にさせながら、子どもの心と能力《のうりょく》を育てているようです。とはいっても一定のきまりがあるようで、放任《ほうにん》しているのではないこともよくわかりました。

手をかけず、目をかける。それが、幼稚園《ようちえん》でもなく保育園でもない、幼児学舎《ようじがくしゃ》「子どもライブラリー」の教育方針《ほうしん》でした。

ほとんど人に接《せっ》したことがない類《るい》くんが、進んでほかの子どもたちの中に入り、ごく自然に絵をかいています。とても楽しんでいます。そのようすは、両親にとって差しこんでくる希望の光のようでした。これこそ、求めていたものです。

はやる思いで申しこみ書を見ると、しめ切りはその日の十五時でした。今は十時です。間に合うでしょうか。書かなければならない書類はたくさんあります。なぜ、ここに来させたいと思ったのか、作文も書かなくてはなりません。それは、いくらでも書けそうです。お母さんは、類《るい》くんをお父さんに任《まか》せて、近くの喫茶店《きっさてん》に飛びこみま

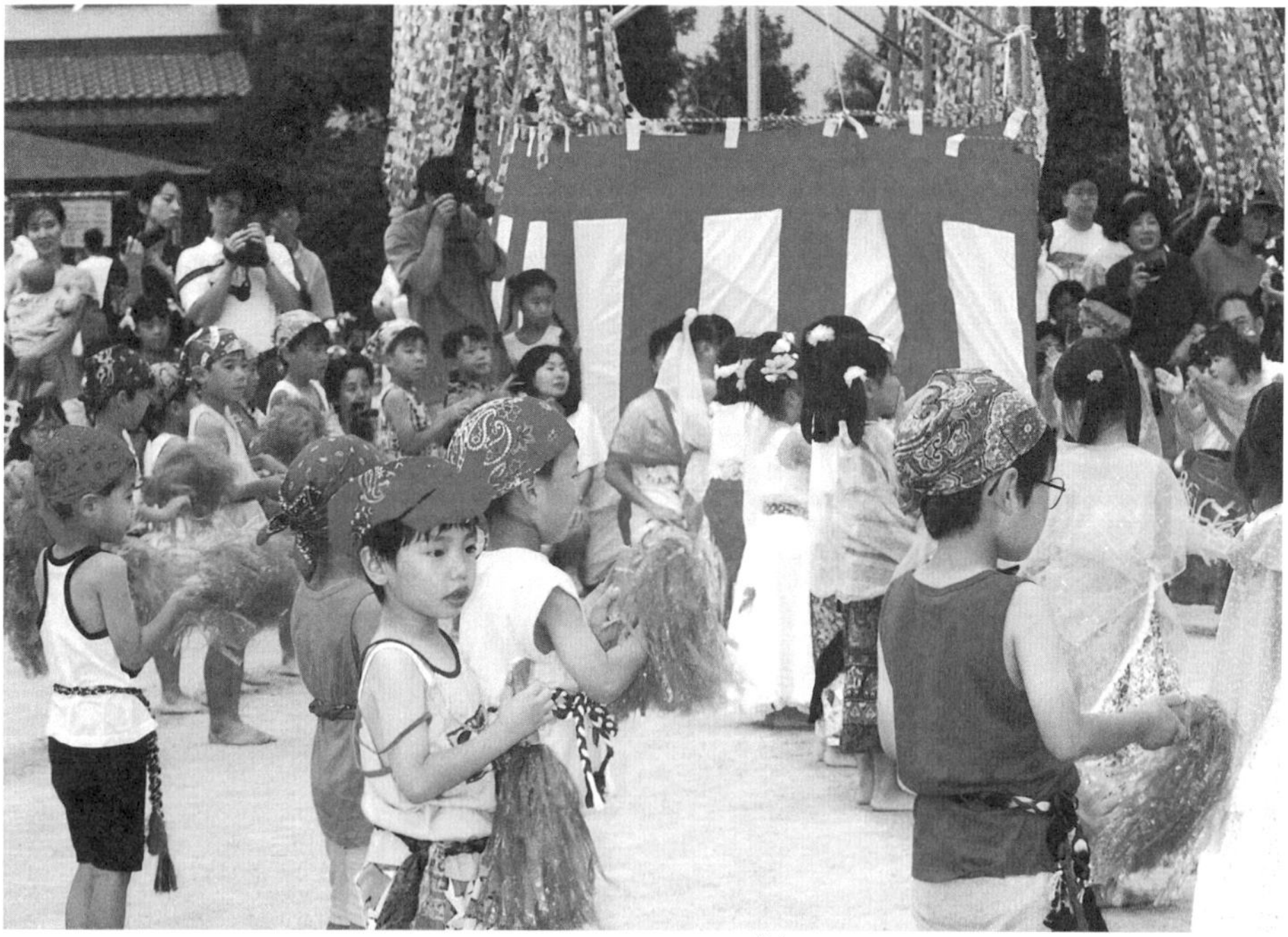

「子どもライブラリー」の夏祭り。ポンポンを持って類《るい》くんも参加しました。（入園２年目）

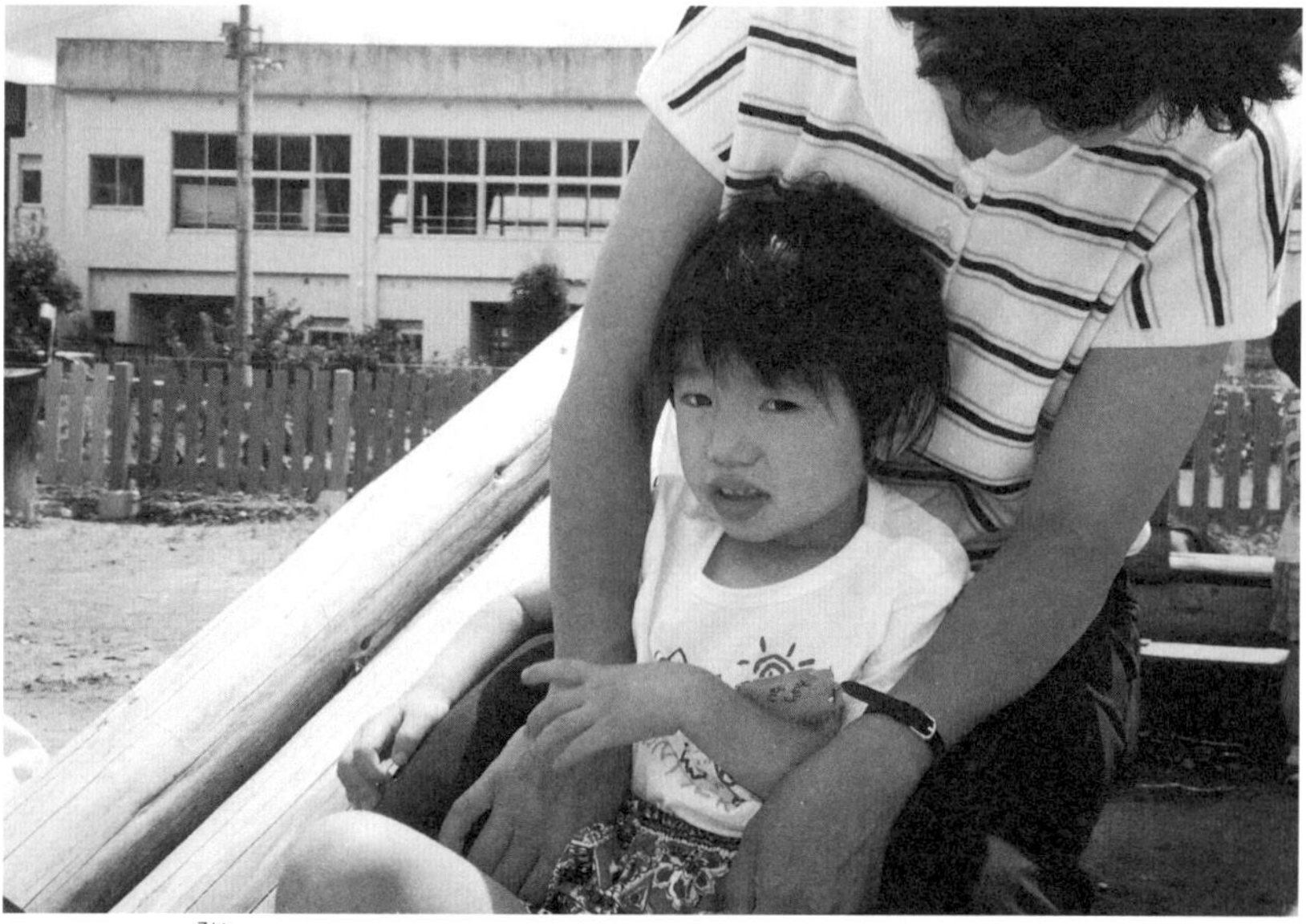

運動が苦手な類《るい》くん。すべり台もこわごわ不安顔。

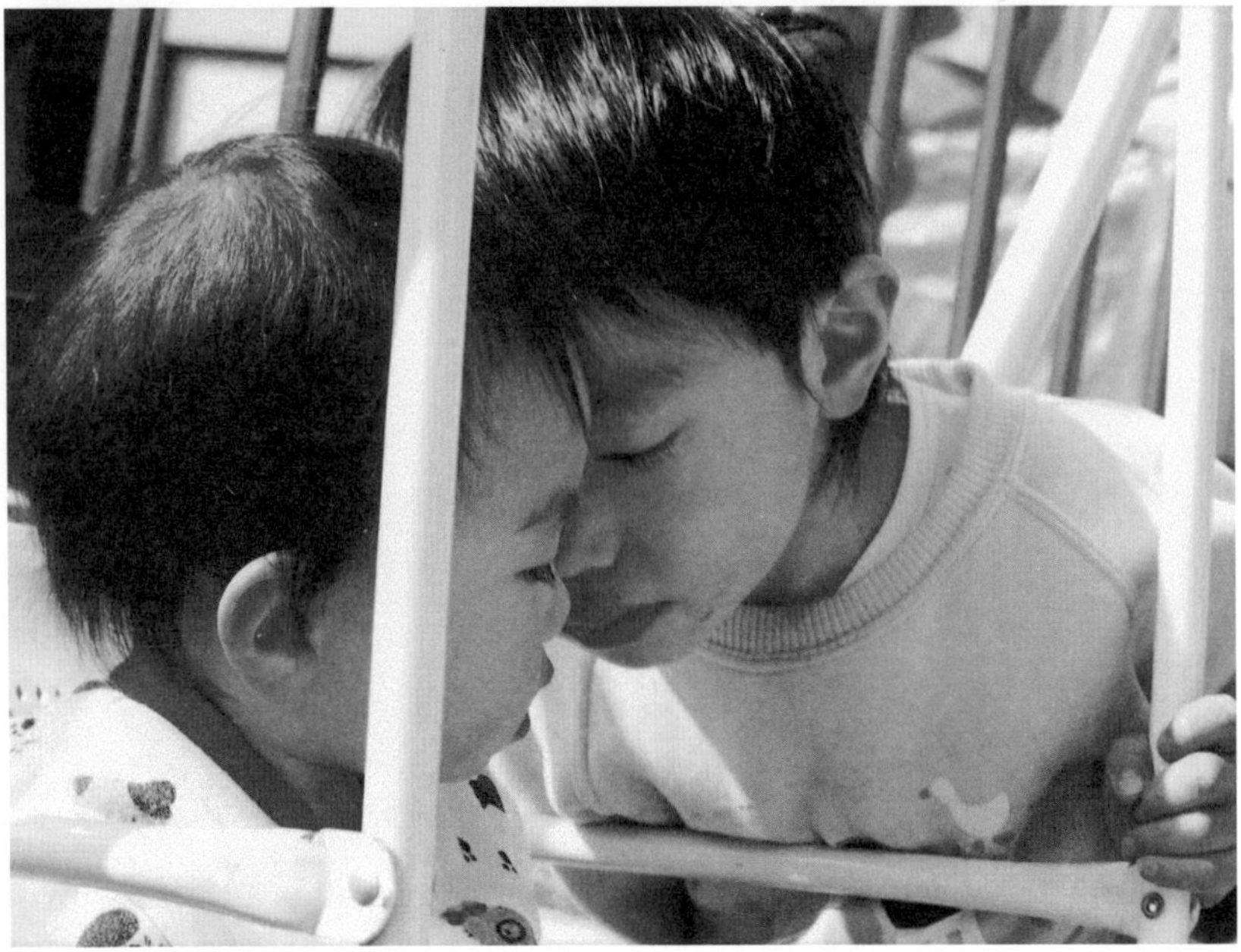

うららちゃんにとっては優《やさ》しいお兄ちゃん。

した。時間までに何としても書き上げるつもりです。どうしても類《るい》くんをこの「子どもライブラリー」に入れたいと思いました。

それは、類《るい》くんの態度《たいど》が、ほかの幼《よう》稚園《ちえん》や保育園に行ったときと明らかにちがうからです。類《るい》くんを受け入れてくれるところは、ここしかないように思えました。申しこみ書に書きたい思いはあふれんばかりにあります。十三もの幼稚園《ようちえん》や保育園で断《ことわ》られたこと、内気な性格《せいかく》のこと、言葉がおくれていること、類《るい》くんのこれからに不安をいだいていること、この「子どもライブラリー」こそ求めていた場であることなどなど、どこからどう書けばいいのか、冷静に考えている時間はありませんでした。頭に浮かんでくることから順番に必死で書きました。記入欄《きにゅうらん》だけではなく、書類のすき間にも裏《うら》にもびっしり書きました。

喫茶店《きっさてん》にこもること四時間半。できあがった書類をだきしめるように、お母さんは「子どもライブラリー」まで走りました。

願書を提出《ていしゅつ》できたのは、しめ切りの十五時の十分前でした。

しめ切りに間に合ったものの、「子どもライブラリー」は人気で、倍率《ばいりつ》がとても高いと聞いて、心配になってきました。どうせだめだろうと思いました。でも、もしここに入ることができれば、類《るい》くんが変わるかもしれないとお母さんは感じていました。

そんなお母さんの思いが通じたのでしょうか。一か月後、「子どもライブラリー」から合格《ごうかく》通知がきたのです。

3　類《るい》が自閉症《じへいしょう》……？

「子どもライブラリー」に、入園式はありませんでした。行ったその日から、集団生《しゅうだんせい》活が始まりました。類《るい》くんはむかえのバスにすんなり乗って、「子どもライブラリー」に行きました。そして午前中にごく普通《ふつう》に帰ってきました。何もしゃべらない類《るい》くんの口から、「子どもライブラリー」でのようすは聞けませんでしたが、生まれて初めて家族からはなれたにもかかわらず、集団《しゅうだん》生活を無事終えて帰ってきたのです。

ほっとしているところに、一本の電話がかかってきました。「子どもライブラリー」の先生からでした。

「今日一日、お子さんを観察《かんさつ》していました。園長先生がお話したいことがあるそうなので、明日、ご夫婦《ふうふ》そろって園に来てください。必ずご夫婦《ふうふ》で。」

どんなことがあっても来てくださいという、断《ことわ》ることができない口ぶりでした。とりあえず入園させてもらえたものの、「うちでは無理です。」と、ほかの園のように入園を断《ことわ》られるのかもしれないと、お父さんとお母さんは不安になりました。

翌日《よくじつ》、お父さんとお母さんは会社を休み、「子どもライブラリー」に行きました。

園長先生は、あいさつもそこそこにこういったのです。

「類《るい》くんが自閉症《じへいしょう》だと、ご存知《ぞんじ》でしたか?」

自閉症《じへいしょう》?　初めて聞く言葉です。首をかしげている両親に園長先生は、自閉症児《じへいしょうじ》についで話してくれました。

その特徴《とくちょう》は、すべて類《るい》くんにあてはまりました。園長先生は、はっきり、

「自閉症《じへいしょう》は、発達障《はったつしょう》がいであって病気ではありません。だから一生、治ることはありません。」

と、いいきりました。

両親は頭の中が真っ白になりました。類《るい》が自閉症《じへいしょう》?　障《しょう》がい……。一生治らないっ

て、どういうこと……？

「自閉症《じへいしょう》」「障《しょう》がい」「治らない」この三つの言葉が、お父さんとお母さんの頭の中で、うずのように回っていました。何もほかのことを考えられない中で、ふたりとも、（そうか、だからどこの園でも断《ことわ》られたのだ。）という思いがよぎりました。

せっかく入れたのに、きっとここでも断《ことわ》られるにちがいありません。絶望《ぜつぼう》がおし寄せてくる中、園長先生はいいました。

「類《るい》くんが自閉症児《じへいしょうじ》だということを知らずに入園してもらいましたが、これもごえんだと思います。うちにはハンディキャップをもったお子さんが、何人か来ています。幸い、優秀《ゆうしゅう》な職員《しょくいん》がたくさんいます。類《るい》くんもうちでお預《あず》かりしましょう。」

「うちでお預《あず》かりしましょう。」といってくれた園長先生の言葉が、じわじわ心にしみてきたのは、ずっとあとになってからでした。

一歳検診《さいけんしん》のときも、二歳検診《さいけんしん》のときも、三歳検診《さいけんしん》のときも、保健センターの保健師《ほけんし》さんから、「ゆっくり育つお子さんです。」としかいわれなかったのに、いきなり自閉《じへい》症《しょう》という思いがけない宣告《せんこく》をうけた両親は、ぐったりして家路につきました。

いわれてみれば、たしかに思い当たることばかりです。類《るい》くんは三歳《さい》二か月になるのにまったくしゃべりません。「パパ」、「ママ」、「まんま」すらいおうとしません。

もちろん、「おしっこ」も教えてくれないし、名まえを呼《よ》んでも返事もしません。

「だっこして。」とあまえてもきません。

でも、それは内気なだけ、おとなしいだけだと思っていました。三歳《さい》になるまでしゃべらなかった子どもが、何かのきっかけでぺらぺらしゃべり出したという話を何人もの知り合いから聞いていたお母さんは、（類《るい》だって、今にしゃべり出す。）と信じてきました。お父さんも同じです。それだけにショックが大きいです。

「治らない。」といいきった園長先生の言葉が、ムチのようにふたりの心を打ちます。

「でも、園長先生は、預《あず》かるといってくれたやないか。」

お父さんは自分にいい聞かせるようにつぶやきました。そうです。園長先生は、類《るい》くんを自閉症《じへいしょう》とわかった上で、預《あず》かるといってくれたのです。類《るい》くんが物事に無関心だったり、まったくしゃべらないのが、自閉症《じへいしょう》という発達障《はったつしょう》がいのせいだとわかったことで、お父さんは重いとびらが開いたような感じがしていたのです。

「そうね、これからよね。」

「子どもライブラリー」という自由な幼稚園《ようちえん》に入れたことで、きっとうまくいくような気がお母さんもしていました。

類《るい》くんは「子どもライブラリー」の園医である小児科医の診察《しんさつ》を受けました。別の専門医《せんもんい》のくわしい検査《けんさ》も受けました。類《るい》くんはまちがいなく自閉症《じへいしょう》でした。それも、軽い症状《しょうじょう》ではないこともわかりました。

類《るい》くんはいやがらずに、毎日、「子どもライブラリー」に行きました。

ここでは、いっせいに子どもたちに何かをさせることはありませんでした。何をしていてもいいのです。絵をかきたい子どもはずっと絵をかいているし、砂場《すなば》で山をつくりたい子どもは、夢中《むちゅう》になって砂《すな》まみれになっています。絵本を読みたければ、いつまで読んでいてもいいし、ずっとおままごとをしていてもいいのです。

自由な中で、どの子どももお友だちと仲良く遊んでいます。

でも、類《るい》くんはあいかわらず、自分のからにとじこもっていて、お友だちや先生には無関心でした。何をいわれても知らんぷりです。ときどき、意味のない「ばぶばぶ」とか、「びぼびぼ」などのだく音を発するだけでした。

「子どもライブラリー」の給食は、「かみかみ食」といって、玄米《げんまい》や煮豆《にまめ》、ほうれん草、魚などよくかんで食べるメニューでした。類《るい》くんは、食べ物に興味《きょうみ》がなかったのですが、口に入れてもらったものは、時間がかかるものの、しっかりかんで食べられるようになってきました。

二月生まれでほかの子より小さかった類《るい》くんを、女の子たちは進んで世話をしてくれました。男の子たちもそんな女の子のまねをして、類《るい》くんに優《やさ》しくしてくれました。

類《るい》くんは歩くとき、いつも胸《むね》の横で手をひらひらさせていました。その手をつながれたり体をさわられるのを、たとえ家族でもとてもいやがりました。でも、女の子だけは別なようで、手をつながれてもいやがりませんでした。なぜなのかはわかりません。不思議でした。

入園して半年経《た》つと、人のいったことを、たまにオウム返しにいえるようになりました。

「類《るい》くん」と呼《よ》ばれると、類《るい》くんは「るーくん」といい返します。「だいじょうぶ?」と聞かれると、類《るい》くんは「だーどぶ」といいます。けれど、顔はそっぽを向いたままです。話しかけられたことをオウム返しにいっているだけで、言葉の意味がわかっているとは思えませんでしたが、類《るい》くんの口から言葉が出ることは、大きな進歩でした。

ただ、それもごくまれで、ほとんどは一日中だまりこくっていました。

そのうち、「類《るい》くん」と名前を呼《よ》ばれたら、「るーくん」といいながら、呼《よ》んでくれた人を見るようになりました。自分の名前をわかってのことかどうかはわかりません。

そのあと、「なあに?」と話の続きを聞くわけでもありませんでした。

お母さんは、類《るい》くんと会話ができることをずっと夢見《ゆめ》ていましたが、類《るい》くんは、まだ一度も「ママ」と呼《よ》んでくれません。泣きたいときもありましたが、「いやがらず子どもライブラリーに行ってくれる。」「先生方がそんな類《るい》くんを受け止めてくれている。」それだけで「よし。」と思うように、お母さんは自分にいい聞かせていました。

入園して二年目(年中組)の夏祭りに、類《るい》くんは、お母さんといっしょにダンスをおどりました。一年目(年小組)のときは、からにこもって、おじぞうさんのようだった類《るい》くんが、ダンスをおどったのです。

やがて、走ることもできるようになりました。先生たちも喜んでくれました。けれど類《るい》くんにとって運動することは、「楽しい」と、「こわい」の間を行ったり来たりしているようでした。自閉症《じへいしょう》の子どもは視野《しや》(見える範囲《はんい》)がせまく、見えないところに向かって体を動かすことは、とてもこわいことなのです。

二年目（年中組）の九月のことです。類《るい》くんが先生に向かって、「まっちゃん。」と名前を呼《よ》びました。オウム返しではなく、とつぜん、口から名前が飛び出したのです。人に興味《きょうみ》をもってその人の名前を呼《よ》ぶ。それは、自閉症《じへいしょう》の類《るい》くんにとって、とても大きな進歩でした。ひとつ言葉が口から出たのですから、次もあるはずです。先生たちも期待して、見守ってくれました。

両親は、（ああやっと、類《るい》と会話ができる日が近づいてきた。）と、希望で胸《むね》がふくらむ思いでした。

ところが類《るい》くんの口から、自主的に言葉が飛び出したのはそのときだけで、それからあとは一回もありませんでした。待ち望んでいる「パパ」や「ママ」さえいわないままでした。「おしっこ」もいえないので、おもらしする前に先生がトイレに連れて行ってくれるという状態《じょうたい》でした。

入園して三年目（年長組）になると、みんなといっしょに「まきがみごっこ」ができるようになりました。

「まきがみごっこ」は、はがきよりはばが少し細めの紙を、のりでつなげて巻《ま》いていく遊びです。たったひとつのルールは、紙をつなぐときに順番を書いていくことです。
①一枚目の紙に1、二枚目の紙に2という数字を書く。②一枚目と二枚目の紙をのりでつなぐ。③つないだら巻《ま》く。④次に三枚目の紙に3と書く。⑤二枚目の紙と三枚目の紙をはりつける。
四枚、五枚……、そのくり返しは、類《るい》くんにとって楽しい遊びのようでした。おどろいたことに類《るい》くんは教えられた数字をちゃんと書くことができたのです。100を超えた数字も書くことができました。

友だちが「まきがみごっこ」を始めると、類《るい》くんも「まきがみごっこ」に加わりました。続きの番号に次の番号をはっていくので、まきがみはどんどん太くなっていきます。じょうずに巻《ま》くことができない類《るい》くんのまきがみはぶよぶよでしたが、だれもとがめたり、やり直したりしませんでした。

年長組の類《るい》くんには、年長組としてしなければならない役割《やくわり》がありました。入園一年目の年少組の「歯みがき指導《しどう》」です。お昼ごはんが終わると年少組の歯みがきを、お兄さんお姉さんとして見守るのです。類《るい》くんは受け持ちの子の腕《うで》をむんずとつかむと、水飲み場に連れて行って、形だけでも役割《やくわり》をこなしていました。

「子どもライブラリー」の三年間で、少しずつ、いろいろなことができるようになってきました。それでも、集団《しゅうだん》で何かすることは苦手でした。

「しゃべらない」、「食べたがらない」、「ねむらない」、「笑わない」、「感情《かんじょう》をあらわさない」、「みんなといっしょのことができない」まま、三年間が過ぎて、類《るい》くんは卒園しました。

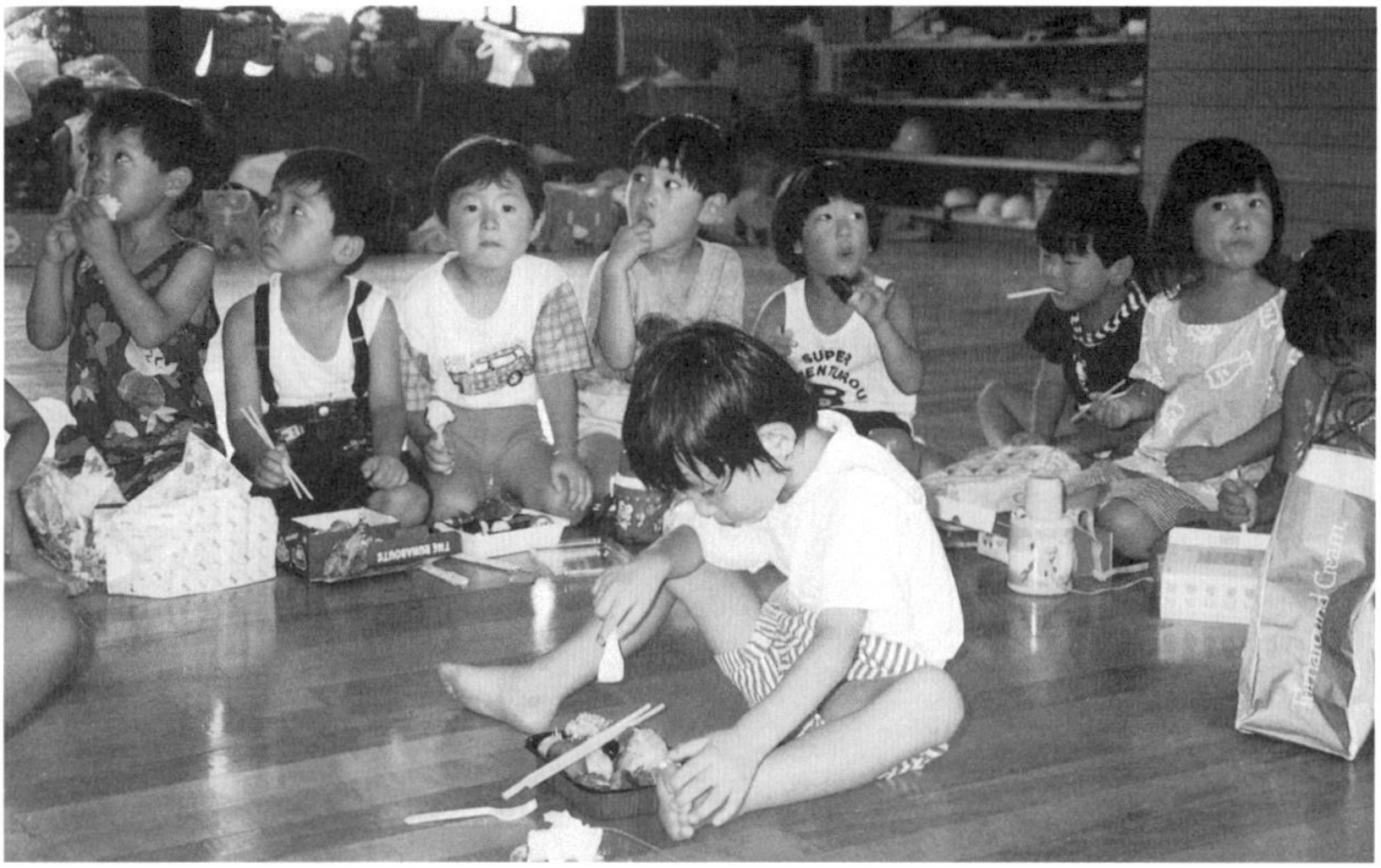

「子どもライブラリー」でのランチタイム。みんなと食べるとおいしいね。

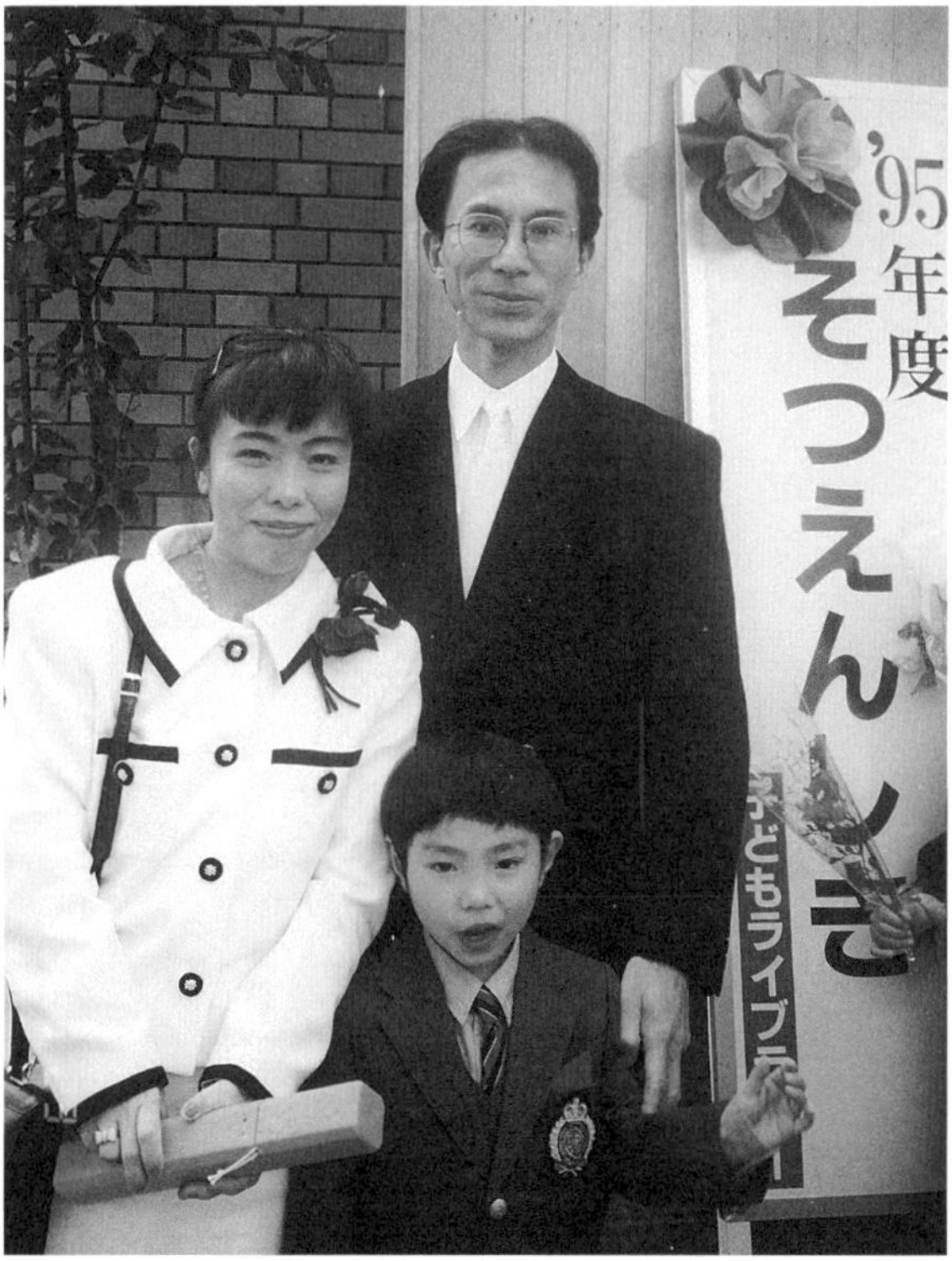

「子どもライブラリー」の卒園式。お絵かき、まきがみごっこ……。いろいろな体験をした３年間でした。園長先生と。

4　友だちできるかな、一年生

両親には、類《るい》くんを「普通《ふつう》の子どもたち（健常児《けんじょうじ》）の中で育てたい。」という強い願いがありました。健常児《けんじょうじ》の中にいれば、類《るい》くんはきっと多くを学ぶだろうと思ったのです。どうすれば障《しょう》がい児《じ》が学ぶ養護《ようご》学校（現在《げんざい》の特別《とくべつ》支援《しえん》学校）ではなく、地元の小学校に通わすことができるか、教育委員会に相談に行きました。

担当《たんとう》の人からは、「自閉症児《じへいしょうじ》なら、養護《ようご》学校に行かせてください。」とくり返しいわれました。何度いわれても、お母さんは思いを曲げませんでした。

「地元の小学校に行かせてやりたいのです。行かせてみてだめなことがわかれば、養《よう》護《ご》学校に転校させます。どうかチャンスをください。」

あまりの熱心さに根負《こんま》けした担当《たんとう》の人は、「それほどにいうのなら。」と、条件《じょうけん》を出しました。

「毎日、登校から下校までお母さんが付きそうこと。ということは……。」

類《るい》くんが学校にいるあいだ、お母さんが教室の後ろに待機することができるかどうかと聞かれました。クラスに類《るい》くんがいることで、先生やほかの子どもたちに迷惑《めいわく》がかからないようにする必要があるからです。

お母さんは、ためらわず「できます。」と答えました。

「もし、類《るい》くんが、うろうろしはじめたら、教室の外に連れ出してください。大きな声を出したら静かにさせてください。類《るい》くんができないことはお母さんが手伝って、クラスのみんなに迷惑《めいわく》をかけないようにしてください。」

それが条件《じょうけん》でした。

お母さんはデパートに正社員として勤務《きんむ》していたのですが、デパートにお願いして、土・日を中心の勤務《きんむ》時間に変えてもらいました。平日に仕事に行かなければならない日は、午後から最終までの勤務《きんむ》時間にしてもらいました。一日中、学校にいられない日は、とちゅうでおばあちゃんと交代して、類《るい》くんに付きそうことも教育委員会に伝えました。

そんなやりとりがあって、類《るい》くんは地元の小学校に入学できるようになりました。

小学校の入学式でのことです。両親とはなれて新入生の席に座《すわ》っていた類《るい》くんは、よほど緊張《きんちょう》したのでしょう、キーキーと奇声《きせい》をあげて、うろうろしはじめました。類《るい》くんが奇声《きせい》をあげたりうろうろしたりすることは、今までに一度もありませんでした。こんなことは初めてです。両親は保護者席《ほごしゃせき》から、数人の先生が類《るい》くんを落ち着かせようとしているようすを、おろおろしながら見守りました。

類《るい》くんのようすを見ていたまわりのお母さんたちが、ざわつき始めました。

「あの子、障《しょう》がいがあるんとちがいます？」

「迷惑《めいわく》ですよね。そんな子をこの小学校に入学させるなんて。」

「ほんと。養護《ようご》学校があるのに。あの子の親、何を考えてるんでしょうね。厚かましいわ。」

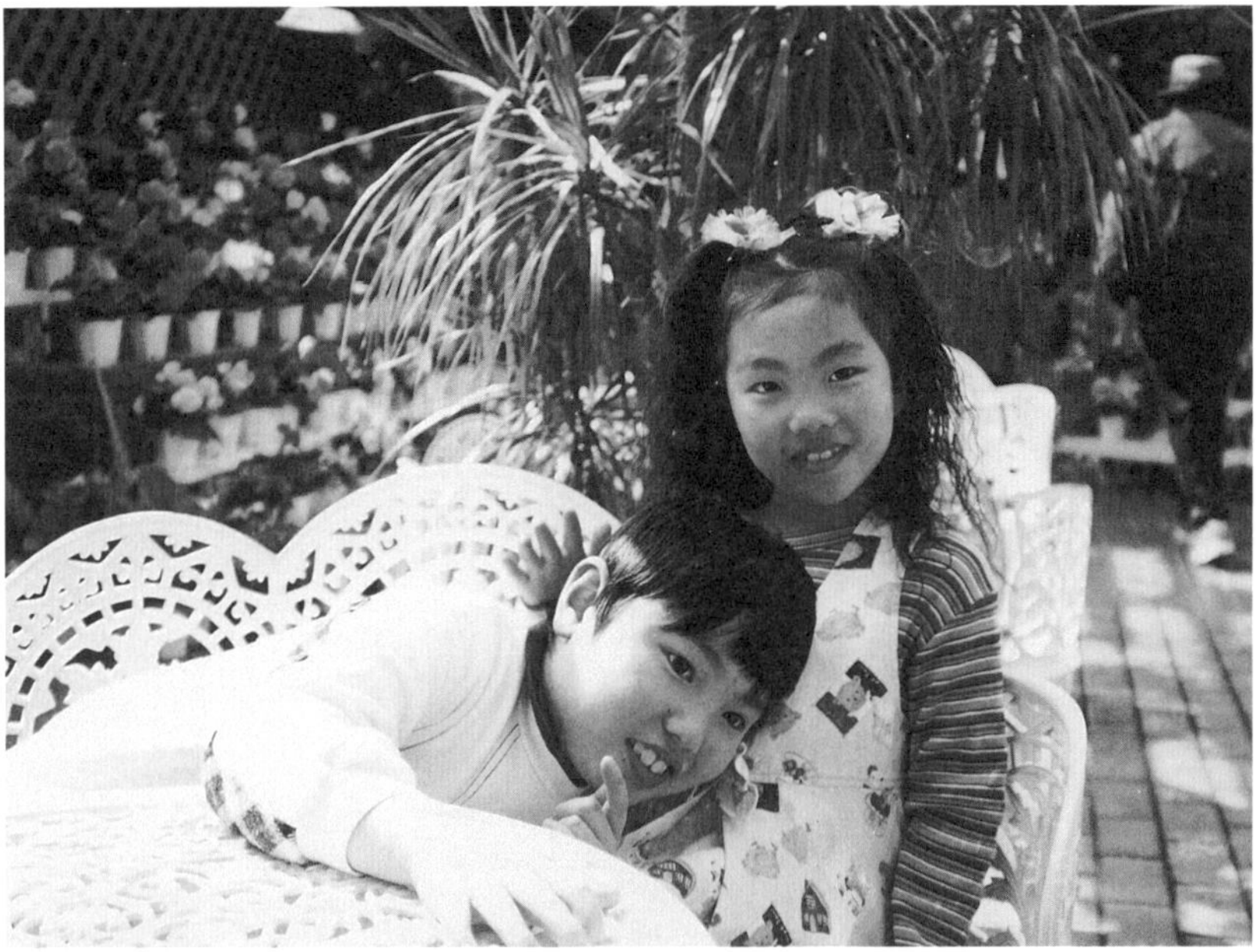

小学校入学前の春の日にうららちゃんと。「小学校ってどんなところかな？」

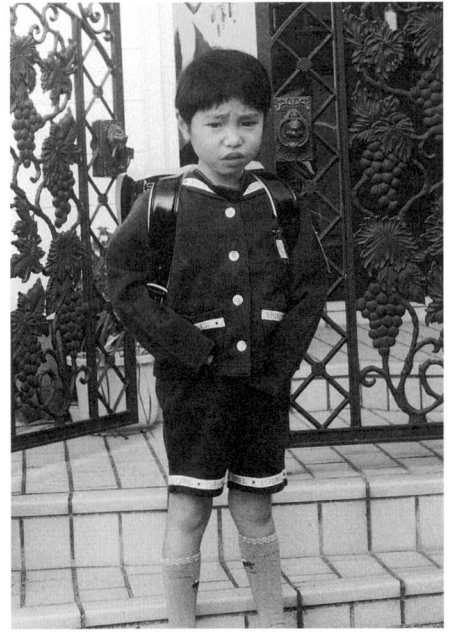

小学校入学式の朝。ちょっぴり緊張《きんちょう》気《ぎ》味《み》の類《るい》くん。

「うちの子、あの子と同じクラスやったらどうしょう。最悪やわ。」

そんなひそひそ声を聞くと、類《るい》くんの両親は、（類《るい》を普通《ふつう》の子どもたちの中で育てたい。）という願いはまちがっているのだろうかと、心がくじけそうでした。

ところが、子どもたちはちがいました。類《るい》くんを、当たり前のように受け入れてくれたのです。一年生なったばかりの子どもたちに、偏見《へんけん》などまったくなかったのです。担任《たんにん》の女の先生はさっぱりした性格《せいかく》で、類《るい》くんを特別あつかいしませんでした。悪いときには、「いけません。」とほかの子と同じようにちゃんとしかって、ほめるときには、「がんばったね。」とうんとほめてくれました。しかし、類《るい》くんは先生にしかられても、ほめられても、「いけません。」、「がんばったね。」とオウム返しするだけで、意味はわかっていませんでした。

小学生になって環境《かんきょう》が変わったせいか、類《るい》くんは落ち着きがなくなり、教室をうろうろしはじめました。自閉症《じへいしょう》の子どもによくある多動性症状《たどうせいしょうじょう》（じっとしていることができない症状《しょうじょう》）があらわれたのです。

類《るい》くんは教室の中で、奇声《きせい》をあげたり、走ったり、ピョンピョンはねたりしました。これも自閉症《じへいしょう》の特徴《とくちょう》ですが、今までの類《るい》くんにはなかったことでした。目にあまるときは、お母さんが教室の外に連れ出しました。

類《るい》くんは、勉強には興味《きょうみ》がありませんでした。児童相談所でテストしてわかった知《ち》能指数《のうしすう》は、標準《ひょうじゅん》よりかなり低く、小学校の授業《じゅぎょう》についていくのは、とても無理な数値《すうち》だったのです。

類《るい》くんにとっては、小学校に行くこと自体が何よりも大変なプレッシャーのようでした。今までとびらをかたく閉《と》ざした自分だけの世界にいた類《るい》くんには、小学校はあまりにも刺激《しげき》が強すぎたのです。

時間割があるということも、類《るい》くんが混乱《こんらん》する原因《げんいん》のひとつでした。その結果、類《るい》くんにはいろいろな変化があらわれました。

まゆ毛がぬける。
頭に十円玉くらいの大きさのハゲができる。
どんどん太ってくる。
興奮《こうふん》のあまり、服をかみちぎってぼろぼろにする。
うろうろ歩きがひどくなる。
奇声《きせい》をあげる。
かべに頭を打ちつける。
ぶつぶつひとりごとをいう。
ティッシュを家中の穴《あな》におしこむ。
よその家のプロパンガスを勝手にのぞいて、チェックしたがる。

お母さんは、（類《るい》の障《しょう》がいは、うんと重いのでは……。）と思い始めていました。心《しん》療《りょう》小児科《しょうにか》でみてもらったり、児童相談所に相談に行ったりもしたのですが、答えはいつも同じで、「ようすをみましょう。」、「リラックスさせてください。」のくり返しでした。

クラスでは、よだれまみれの手で友だちの文房具《ぶんぼうぐ》をさわったり、興奮《こうふん》して友だちの鉛筆《えんぴつ》や消しゴムをかじるので、クラスのみんなからは、「類《るい》はカミカミマンだ。」といやな顔をされました。お母さんは、代わりの鉛筆《えんぴつ》や消しゴムをいつも用意しなければなりませんでした。

給食の時間になれば、お母さんは類《るい》くんにかかりきりです。まず類《るい》くんの机《つくえ》の回りにシートをしきます。食べ物をぼろぼろこぼすからです。

「ほら、友だちは、みんなじょうずに食べているよ。」といっても、類《るい》くんには伝わりません。食べるのがとてもおそいので、ほんの少し食べただけで、給食の時間は終わってしまいます。食べた量よりこぼした量のほうが多い日がほとんどでした。

昼休みには、大好きな電車の絵をかいて過ごします。友だちが類《るい》くんのまわりを取り囲みました。

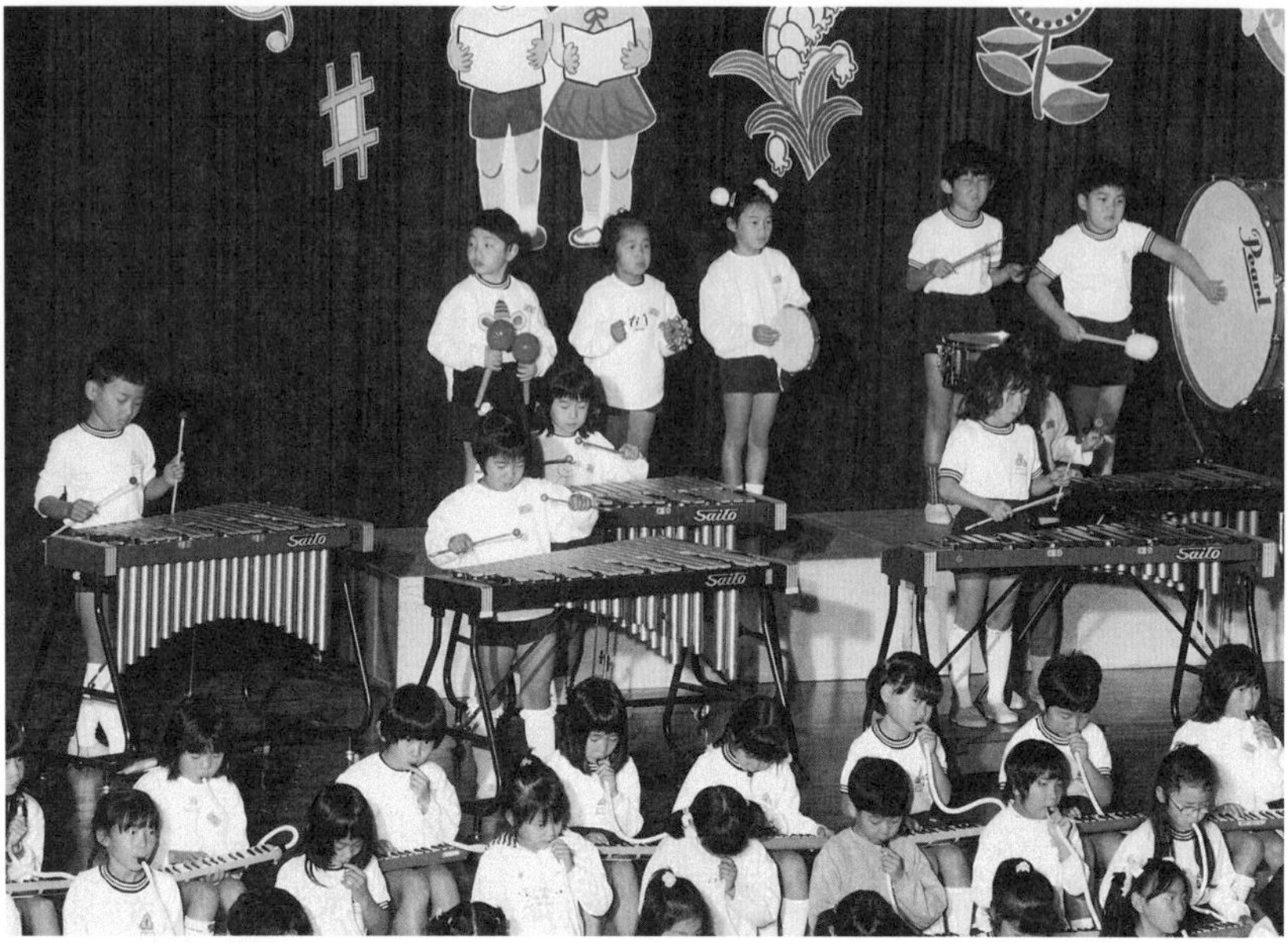

マラカス担当《たんとう》の類《るい》くん（後列左）。うまくふれたかな？（1 年生の音楽会）

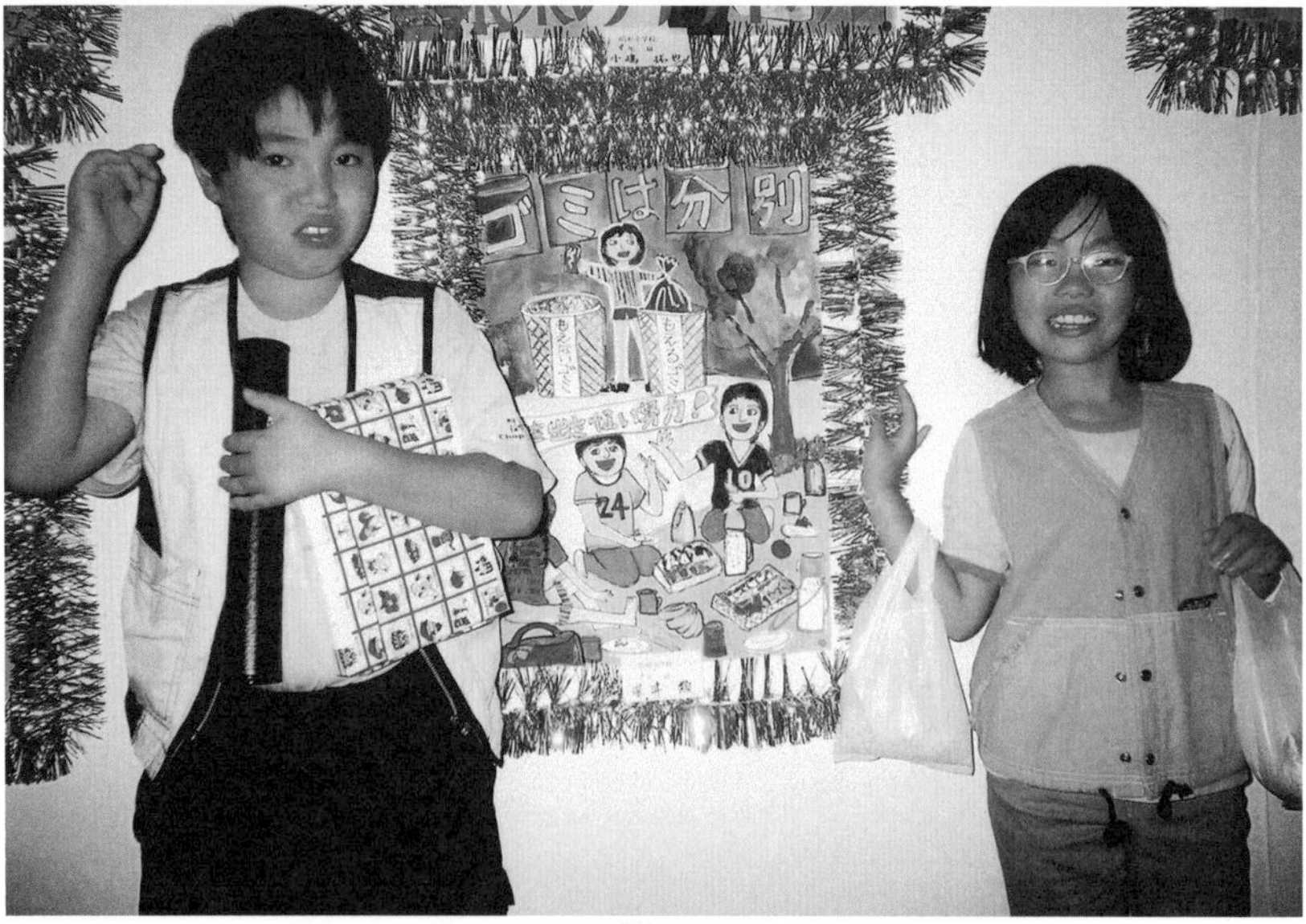

小さいころから絵をかくのが大好きだった類《るい》くん。3 年生のときに絵画コンクールで金賞を受賞しました。

「類《るい》くん、すごーい。」

その言葉が、どこまで類《るい》くんの心に届《とど》いているのかわかりませんが、類《るい》くんは、楽しそうです。

「ちゃんと背中《せなか》のばそうね。」と、いってくれる子もいれば、「今日の給食、おいしかったな。」と話しかけている子もいます。「鼻水が出てるよ。チンしようね。」と、ティシュで鼻をかんでくれる女の子もいます。それに対して、類《るい》くんは、あいかわらずいわれたことと同じ言葉をくり返すだけでした。

「せなかのばしましょう。」

「きゅうしょくおいしかったです。」

「ちんしようね。」

意味は、わかっていません。だから、ありがとうはいいません。でも、友だちは、類《るい》くんはそういうものだと思っていたようで、何も問題はありませんでした。

類《るい》くんにいちばん親切な男の子は、てっちゃんです。おとなしくて、やさしい子でした。てっちゃんに声をかけられたとき、類《るい》くんはとてもうれしそうです。類《るい》くんが初めて他人に興味《きょうみ》をもったのが、てっちゃんでした。

ある日、てっちゃんが、人気のサッカー選手とそっくりのヘアスタイルにしてきました。

「かっこいいよ、てっちゃん。」

クラスのみんなが、口々にてっちゃんをほめました。類《るい》くんは、じーっとてっちゃんを見続けていました。

お母さんは、その日のうちに類《るい》くんを散髪屋《さんぱつや》さんへ連れて行って、同じヘアスタイルにしてもらいました。

「いっしょ、てっちゃんといっしょだよ。すてき、すてき。類《るい》もかっこいいよ。」

お母さんは、笑顔で類《るい》くんをほめちぎりました。

翌日、学校に行くと、女の子たちが、「類《るい》くん、かっこいい。」とみんなでほめてくれました。類《るい》くんは、「るいくん、かっこいい。」、「るいくん、かっこいい。」とくり返しています。

筆箱は、てっちゃんと同じアニメのキャラクターがかいてあるものにしました。スニーカーもおそろい、シャツも同じブランドにそろえました。類《るい》くんの身の回りのいろいろな物をてっちゃんと同じにすることで、類《るい》くんが自分のからから出られるきっかけになるような気が、お母さんにはしていたのです。てっちゃんとおそろいの、「かっこいいぞ作戦」です。これには、類《るい》くんだけではなく、てっちゃんもうれしそうです。ふたりはどんどん仲良くなっていきました。

食べることにまったく興味《きょうみ》がなかった類《るい》くんは、てっちゃんが給食をおいしそうに食べているのを見て、ぱくぱく食べられるようになりました。

トイレも、てっちゃんといっしょなら、行けるようになりました。

5　友だちパワー

類《るい》くんが入学した小学校には、当時、養護《ようご》学級（現在《げんざい》の特別《とくべつ》支援《しえん》学級）がありませんでした。障《しょう》がい児《じ》が学校にひとりもいなかったからです。それなので、類《るい》くんは普《ふ》通《つう》クラスにいたのですが無理がありました。授業《じゅぎょう》がまったくわからなかったのです。

同じ一年生にダウン症《しょう》の男の子がいたので、類《るい》くんのお母さんは、そのお母さんとよく話をしました。ふたりは相談して教育委員会に行き、養護《ようご》学級をつくってもらえるように申請《しんせい》をしました。小学校に障《しょう》がいをもつ児童がいると養護《ようご》学級をつくってもらえるのです。

類《るい》くんが二年生になったときに、養護《ようご》学級ができました。類《るい》くんの通っていた小学校では「ひまわり学級」と呼《よ》ばれていました。類《るい》くんは、ダウン症《しょう》の男の子といっしょに、ひまわり学級に移りました。といっても、元のクラス（親学級）にも席があって、そちらでもたまに授業《じゅぎょう》を受けていました。

類《るい》くんは勉強には興味《きょうみ》がなかったのですが、絵をかいたり、字を書いたりするのは得意《とくい》でした。テレビのコマーシャルとニュースが大好きでした。大好きなコマーシャルやニュースに出てくる漢字は、難《むずか》しくてもすぐに覚えました。それならとお母さんは、家で「こどもしんぶん」を購読《こうどく》することにしました。類《るい》くんは新聞に興味《きょうみ》をもって、毎日、時間をかけて読みました。会話ではなく文字からの情報《じょうほう》は、すんなり入っていくようでした。

三年生が終わるまで、お母さんもいっしょに学校へ行っていましたが、四年生になると、類《るい》くんはひとりで登校できるようになりました。

類《るい》くんが学校に慣《な》れてきたこともありますが、てっちゃんをはじめ、助けてくれる友だちができたので、お母さんがいなくても、類《るい》くんは学校生活を送ることができるようになりました。

いつの間にか、少しずつですが類《るい》くんは人と話せるようになっていました。たとえば、「いいお天気だね。」と、だれかがいうと、「はい。ぼくも、今日はいい天気だと思います。」と、いうふうにです。

類《るい》くんは、だれに対してもていねいな話し方でした。

このころには、学校にも慣《な》れ、精神的《せいしんてき》に安定してきたのか、うろうろすることがずいぶん減《へ》ってきました。

ひまわり学級に、ヘッドギア（頭を守るやわらかいヘルメット）をつけた女の子が入ってきました。水頭症《すいとうしょう》（脳《のう》の病気）のため体がうんと小さくて、かわいい女の子でした。類《るい》くんと同じ学年のダウン症《しょう》の男の子もおとなしかったので、ひまわり学級でもめることはありませんでした。

類《るい》くんが四年生になったときに、ひまわり学級に二年生の男の子が転入してきまし

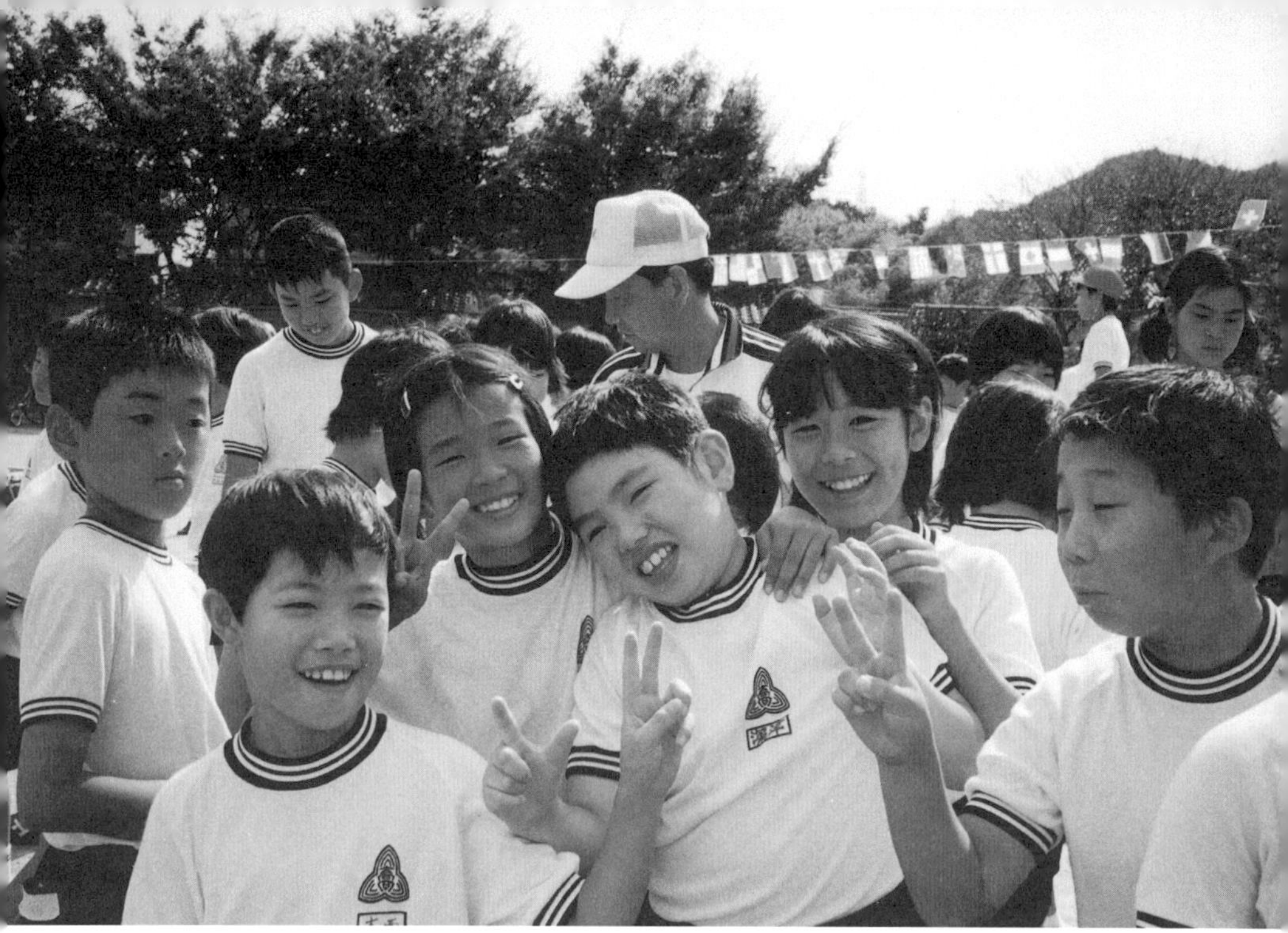

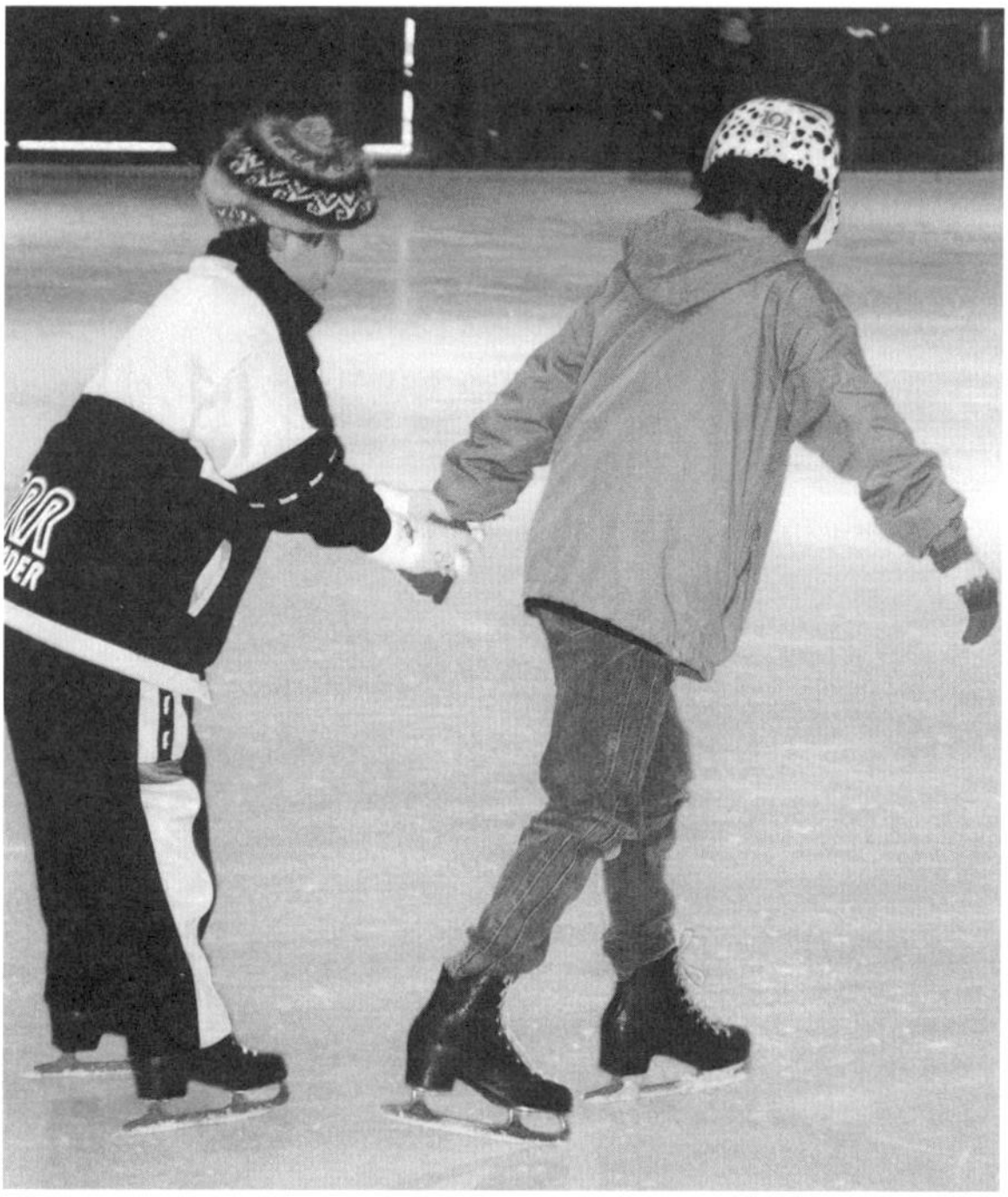

３年生ころの運動会。友だちに囲まれて楽しそうな類《るい》くん。

苦手なスケートもてっちゃんといっしよなら大丈夫《だいじょうぶ》……かな!?

た。この子は、じっとしていられなくて、うろうろしてしまう多動性《たどうせい》の症状《しょうじょう》がありました。さらに先生が目をはなすと類《るい》くんをたたいたり、けったりしてこうげきしてくる乱暴《らんぼう》な子でした。類《るい》くんが「やめてください。」といっても、いやがることばかりします。

この男の子にたたかれたり、けられたりが続くと、類《るい》くんは親学級にげこみました。すると、「類《るい》が来た！」といって、てっちゃんたちが大かんげいしてくれました。

「先生、次の授業《じゅぎょう》は、類《るい》もいっしょやで。」

と、クラスのみんなもいってくれました。でも類《るい》くんは、ひまわり学級で授業《じゅぎょう》を受けなくてはならないので、親学級の先生は困《こま》ってしまいました。類《るい》くんは、「ぼく、ここがいいです。ひまわり学級には行きません。」といいはります。

「先生、類《るい》がそういうてるんやから、ここにいさせてあげてよ。」と、みんなもいってくれます。

親学級の授業《じゅぎょう》にはついていけずに、ひまわり学級に移《うつ》った類《るい》くんが、四年生になってから、親学級に居場所《いばしょ》を求めに来るとは、だれも思っていないことでした。

「類《るい》くんのいる親学級は、みんな仲がいいです。思いやりがあって、だれかをいじめたり、バカにしたりがないのです。」

二年生のときも、三年生のときも、四年生のときも、親学級の担任《たんにん》の先生たちは、お母さんにそういってくれました。

(類《るい》がクラスにいることが、みんなの役に立っているのだったらいいな。)

お母さんはそう思いました。


類《るい》くんが、自分のからを破《やぶ》り始めたのは五年生になったころでした。お母さんがいってもわからないことでも、大好きなてっちゃんがいえば、なぜか、わかるようになってきたのです。

類《るい》くんは、てっちゃんのまねをすることで、少しずつ成長しているのです。

お母さんは、自閉症《じへいしょう》の類《るい》くんを育てるにあたって、あまり深刻《しんこく》になりすぎないように心がけていました。それなので、類《るい》くんの頭にハゲができて内心はハッとしても、笑い飛ばすふりをしていました。

「それが何やのん。気にしてもしなくても、ハゲなんて、できるときにはできるねん。」

そんなお母さんに、てっちゃんはいいました。

「おばちゃん、へらへらしすぎ。類《るい》、へとへとやのに、なんで助けたらへんの。かわいそうやん。おれは、いつも類《るい》のこと真剣《しんけん》に考えてるで。」

そうなんです。てっちゃんは類《るい》くんの気持ちを、だれよりもよくわかってくれていました。

てっちゃんは、よく家に泊《と》まりに来ました。いっしょに晩《ばん》ご飯を食べ、いっしょにテレビを見て、いっしょにおふろに入り、いっしょのベッドでねむりました。

ある日、ふたりのようすを部屋へのぞきにいったお母さんは、びっくりしました。

てっちゃんと類《るい》くんが会話しているのです。オウム返しではありません。ちゃんと

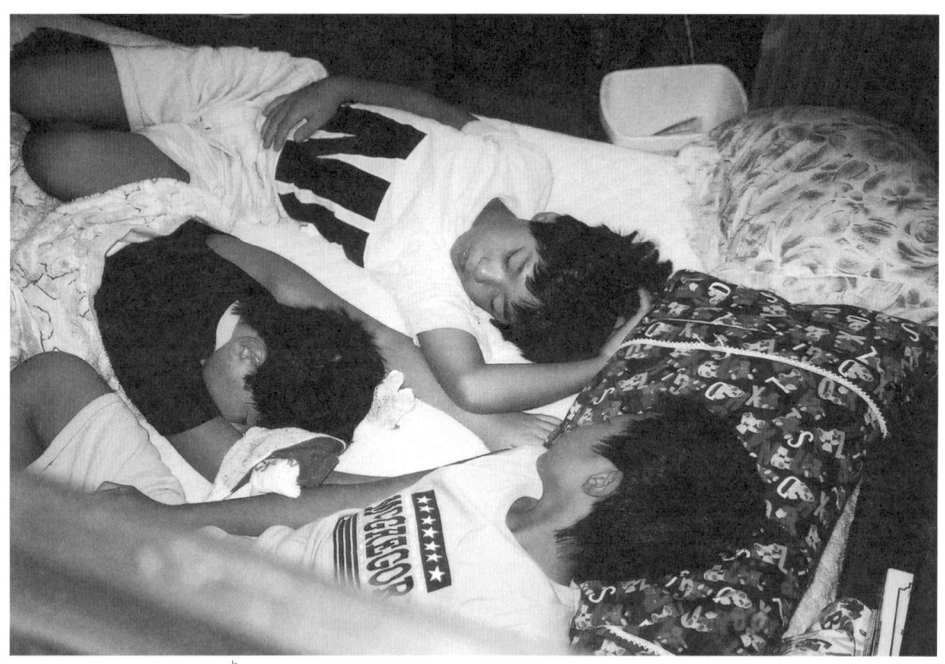

てっちゃんはよく泊《と》まりに来てくれた。おふろもベッドもいっしょ！

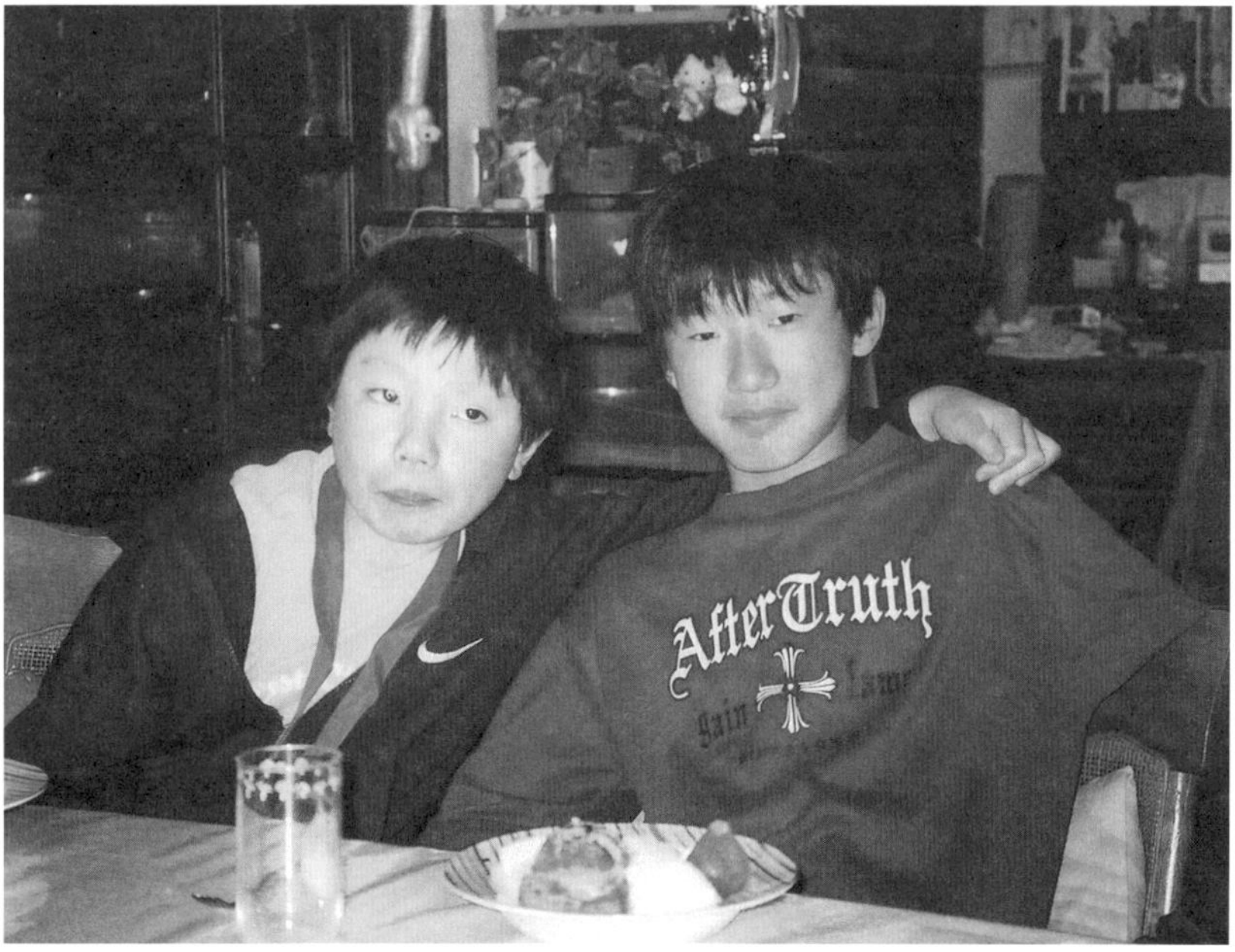

大親友のてっちゃん（右）と。てっちゃん、かっこいい!!

した会話になっているのです。

「今日、おもしろかったな。あいつのものまね。」

てっちゃんがいうと、類《るい》くんは、「へんなかおでしたね。」と答えているのです。お母さんは、自分の耳を疑《うたが》いました。

「みんな笑ってたよな。」

「ゆうたくんも、わらっていました。あゆちゃんも、わらっていましたよ。」

「類《るい》も笑ってたやないか。」

「はい、わらっていましたよ。」

ふたりは、おかしそうに体をつつきあいました。

「類《るい》、この鉛筆《えんぴつ》どうしたんや?」

「りゅうとくんが、くれました。」

「かっこいいやん。」

「はい、かっこいいです。」

「けずったら？」

「まだつかいません。りゅうとくんが、くれたのですから、たいせつにします。」

その後も、てっちゃんの話に、類《るい》くんは、「それから、どうしたのですか？」と聞いていているではありませんか？

そして、「おもしろかったのかなあ。」とか、「いらいらしてたのかなあ。」と、普通《ふつう》に話しているのです。

考えられなかったことです。びっくりしたお母さんは、階段《かいだん》を転げ落ちそうになりながら、お父さんに報告《ほうこく》しました。

大好きな友だちがいて、その友だちのまねをすること、同じ物をもつこと、同じものを食べ、同じテレビを見て笑い転げること。同じことがいっぱいあることで、類《るい》くんは安心したのでしょうか、このころから、類《るい》くんはまわりのことにも目を向けていけるようになりました。

6　あこがれのソフトボールチーム

てっちゃんは地元の少年ソフトボールチームに入っていました。練習のある週末には、類《るい》くんはグランドに出かけて行って、練習が終わるまで家に帰ってきません。ユニフォーム姿《すがた》で練習をするてっちゃんを、グラウンドのフェンスの外からいつも見ているのです。まるで部員のように、練習の日は欠かさず通っていました。

（いっそ、部員にしてもらえないだろうか。）

そう思ったお母さんは、かんとくに相談に行きました。といっても類《るい》くんはソフトボールが何なのか、ルールもわかっていません。それどころか類《るい》くんはキャッチボールすらできません。類《るい》くんは視野《しや》がせまく、自分のかたはばの範囲《はんい》しか一度に見ることができないので、動いているものを目で追うことができないのです。でも、少年ソフトボールチームの入会案内には、「ソフトボールが好きな小学生なら、へたでもいい。」と書かれていました。それなら類《るい》くんもあてはまりそうです。

ところが、かんとくは、すぐにこういいました。

「ソフトボールができなければ無理です。」

「みんなのじゃまはさせません。友だちと同じ場所にいさせてやりたいのです。」

お母さんは、一生懸命《いっしょうけんめい》お願いしました。

その話をそばで聞いていた会員のお母さんから、こんな質問《しつもん》がありました。

「類《るい》くんの障《しょう》がいってうつるの？　うつるんやったらチームに入ってもらったら困《こま》るんやけど。」

ほかにもうなずいている人がいます。自閉症《じへいしょう》は伝染病《でんせんびょう》ではないことを、必死にほかのお母さんたちに説明しましたが、お母さんはとても悲しくなって涙《なみだ》があふれてきました。

「準会員《じゅんかいいん》でもいいのなら……。」

と、かんとくがいいました。

（準会員《じゅんかいいん》って、あったっけ？）

お母さんは首をかしげましたが、会費は会員と同じようにはらうのだから、あつかいは同じだろうと思い、準会員《じゅんかいいん》にしてもらいました。

ところが準会員《じゅんかいいん》は、ユニフォームを貸《か》してもらえませんでした。「みんなと同じ」にしてやりたかったお母さんは、ユニフォームを自費で買いました。

ユニフォームは着たものの背番号《せばんごう》はありません。練習をさせてもらえないことは、お母さんには、入る前からわかっていました。視野《しや》がせまい類《るい》くんは、ボールを目で追い切れないので、キャッチボールも、バットでボールを打つこともできないのです。

でも、類《るい》くんには、なぜ自分が練習させてもらえないのか理解《りかい》できませんでした。

てっちゃんたちの練習を見ていた類《るい》くんがいいました。

「ぼく、てっちゃんといっしょがいいです。」

お母さんは類《るい》くんに、「類《るい》は自閉症《じへいしょう》なんだよ。」と事実を伝えました。そして、自閉《じへい》症《しょう》の子どもには、みんなと同じようにはできないことがたくさんあることも話しました。話を聞いていた類《るい》くんは、ゆっくりと言葉を選ぶようにいいました。

「ぼくは、なぜ、じへいしょうなのですか？

ぼくが、いけない子どもだからですか？

じへいしょうがなおったら、ソフトボールができるんですか？

いつ、なおるんですか？　それとも、なおらないんですか？

ぼくは、てっちゃんといっしょがいいです。

てっちゃんとちがうのは、いやです。

ぼく、もっともっといい子になります。

だから、てっちゃんと、もっと、いっしょがいいです。」

てっちゃんといっしょがいい。この願いが、「パパ」、「ママ」さえいわなかった類《るい》くんをここまで成長させたのです。

「類《るい》は、類《るい》ができることをしようよ。そうだ、てっちゃんを応援《おうえん》しよう。」

「ぼく、てっちゃんをおうえんします。」

「チームメイトもね。」

「チームメイトもおうえんします。」

お母さんは、応援《おうえん》のための大きな旗をつくりました。旗には、類《るい》くんがみんなの顔をかきました。試合のときはベンチ裏《うら》でこれをふって、応援《おうえん》することを類《るい》くんの役目にしました。準会員《じゅんかいいん》の類《るい》くんは、登録《とうろく》メンバーではないので、ベンチに入れないのです。

旗は、けっこう重いのですが、類《るい》くんは大きくしっかりふりました。一回から七回の間、ずっとふり続けました。決してなまけません。

「ファイトー！」

類《るい》くんはあせだくで、声をからして応援《おうえん》しました。チームメイトはみんな類《るい》くんの応援《おうえん》を楽しんでくれました。

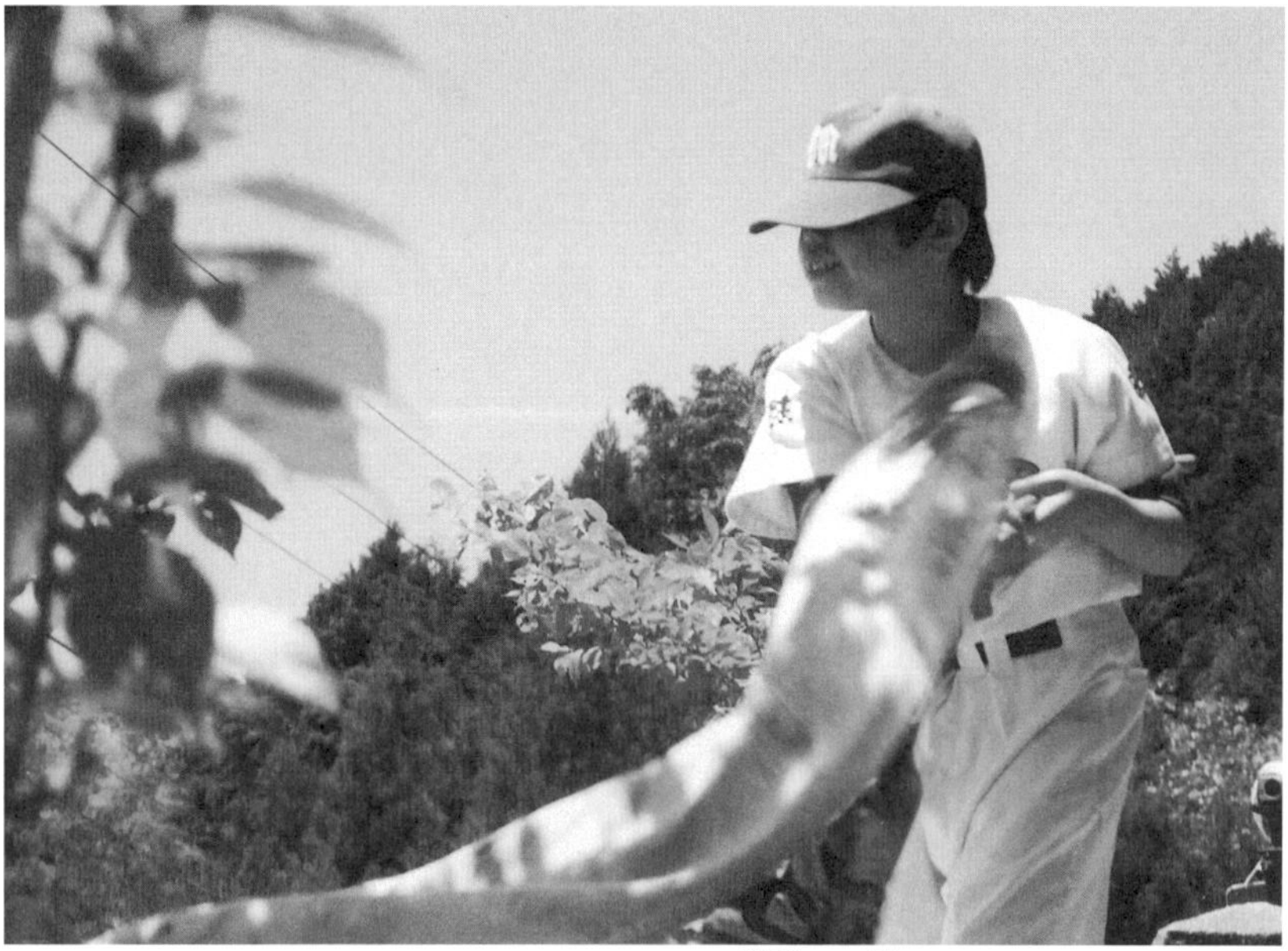

真夏の暑い日も大きな旗をふって、チームメイトを応援《おうえん》する類《るい》くん。

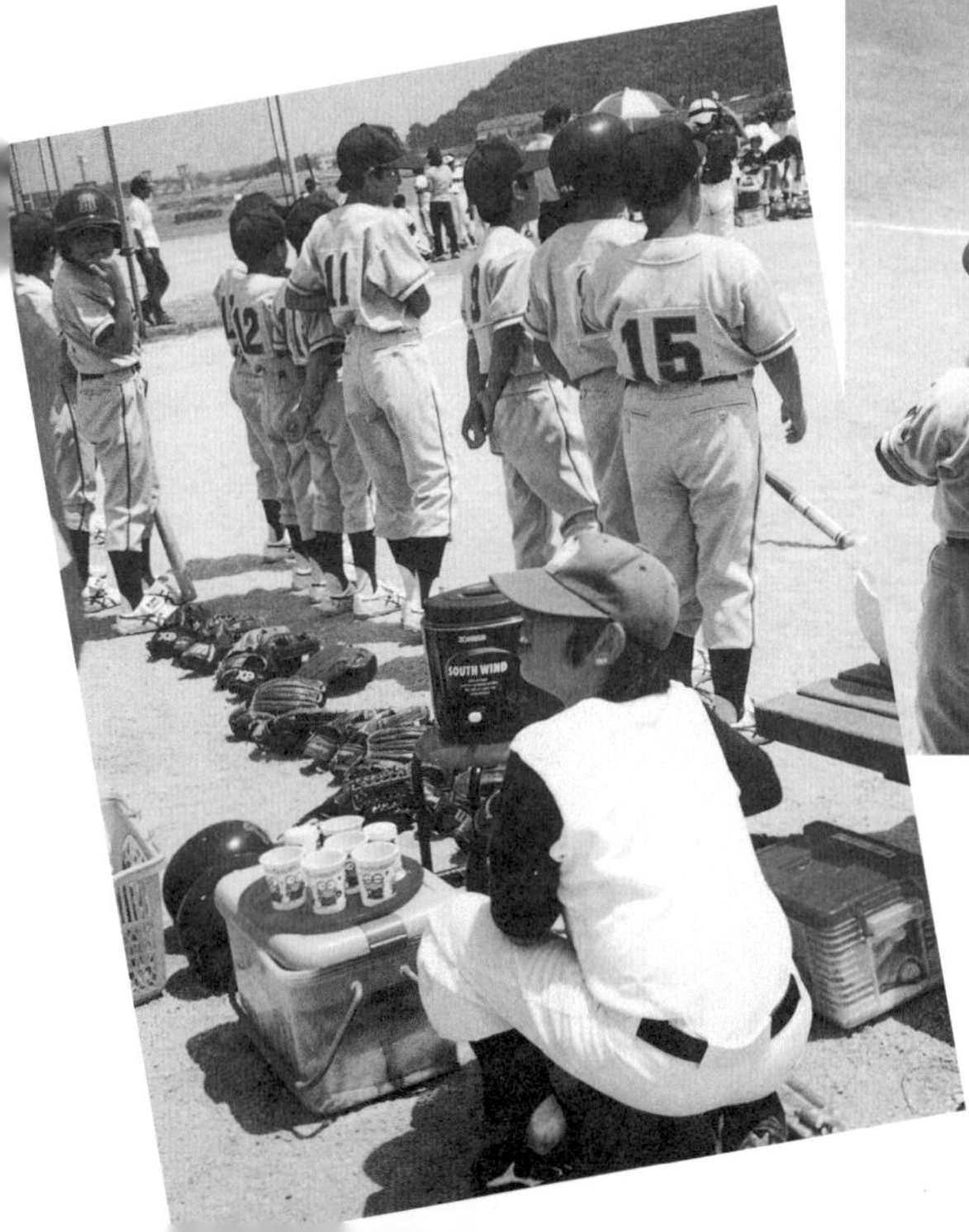

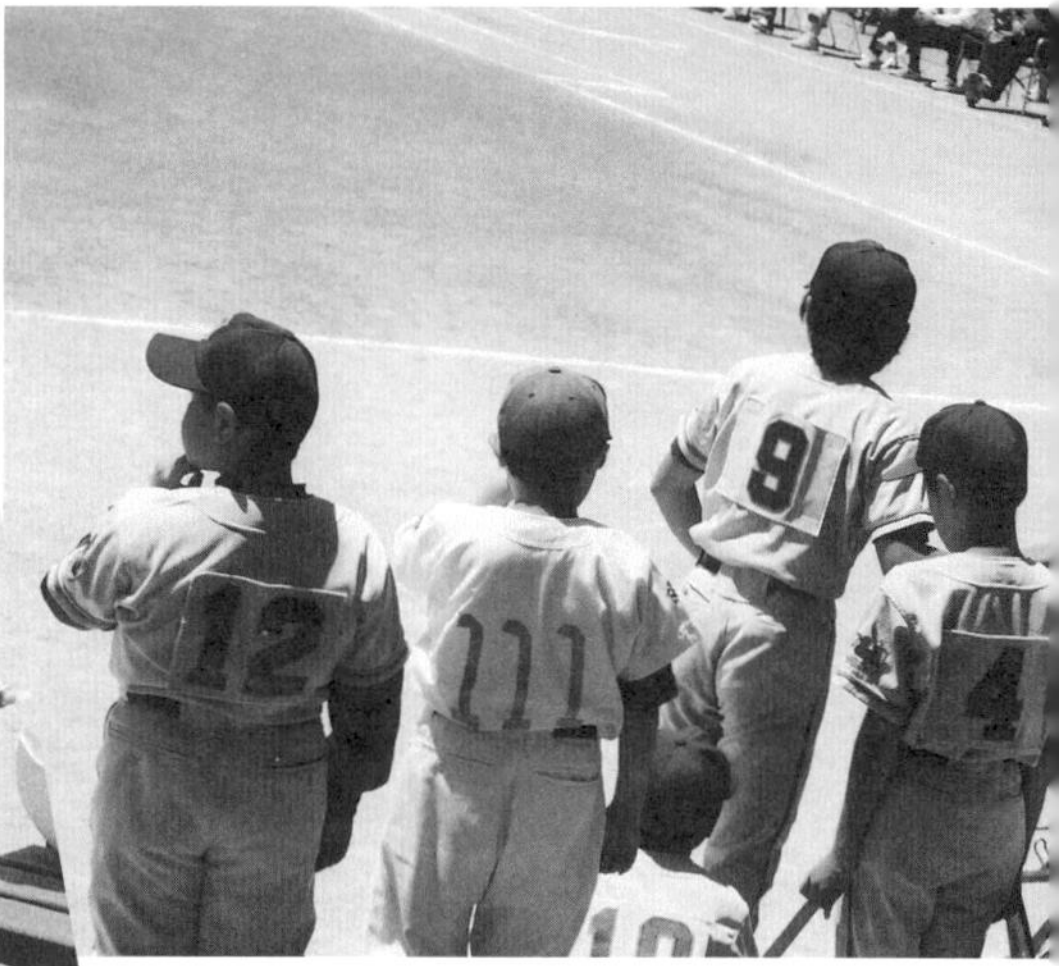

準会員《じゅんかいいん》の類《るい》くんは背番号《せばんごう》がなかったので、お母さんが「111」の背《せ》番号《ばんごう》をつくって付けました。

「バッター、打ってこ～い！」

類《るい》くんの応援《おうえん》に元気をもらって、ホームランを打ったチームメイトもいます。盗塁《とうるい》に成功して、類《るい》くんに手をふってくれるチームメイトもいました。

「こんな重い旗をふり続ける類《るい》が、いちばんすごいんとちがうか。」

といってくれるチームメイトもいました。しかし、相手チームの子どもたちには類《るい》くんの応援《おうえん》は異様《いよう》に見えたのでしょう。「バーカ！」といいながら石を投げてきました。

お母さんが抗議《こうぎ》するより早く、チームメイトの竜斗《りゅうと》くんが走り寄って、類《るい》くんをベンチに引っ張って行きました。

「おれのとなりに座《すわ》っとき。」

キャプテンの裕太《ゆうた》くんは石を投げた子に、

「うちのチームのメンバーに何するねん！　スポーツマンのすることとちがうやろ？」

と、大声でどなりつけました。

類《るい》くんは、少年ソフトボールクラブのチームメイトに守られて、自分のできることをがんばりました。

六年生になり、卒団《そつだん》のときが来ました。

卒団式《そつだんしき》での「卒団《そつだん》していく十二人の団員《だんいん》たちは……。」というかんとくの言葉に、お母さんは無念《むねん》な思いがしました。人数に類《るい》くんが入っていなかったのです。数字に弱い類《るい》くんはそんなことは気にしていませんが、お母さんは泣くのをこらえていました。

そんなお母さんのかたをポンとたたいて、裕太《ゆうた》くんはみんなの前に出ました。彼《かれ》はキャプテンとして答辞の言葉の中でこういったのです。

「ぼくたち団員《だんいん》十三名は、苦しいときも、寒いときも……。」

団員《だんいん》十三名の言葉には、力が入っていました。ただそれだけでしたが、お母さんはうれしくてなりませんでした。

かんとくに名前を呼《よ》ばれて前に行き、卒団《そつだん》の証書《しょうしょ》をもらいました。類《るい》くんはうれしそうです。次はメダルです。類《るい》くんが、（次は、ぼくか。次は……。）とそわそわして待っているのがお母さんに伝わってきます。十二名が順番に首にメダルをかけてもらって、それで終わりでした。メダルは十二個しか用意されていなかったのです。

きょとんとしていた類《るい》くんは、落ち着きを失っていきました。

「ぼくの番はまだですか？　ぼくは、呼《よ》ばれていません！」

シーンとする中、類《るい》くんがさけぶようにいいました。類《るい》くんらしくない低い太い声でした。まるで、その声にいかりがこめられているようでした。その声におされるように、てっちゃんが、お祝いの言葉をのべているかんとくに抗議《こうぎ》しました。

「かんとく、類《るい》の名前まだ呼《よ》んでへんで。なに忘《わす》れとんの。あかんやろ。類《るい》、前に来い。お前も団員《だんいん》や。」

みんな「そやそや。」と口々にかんとくに抗議《こうぎ》しました。六年生を送る側の下級生の団員《だんいん》たちも立ち上がって、「おめでとう、類先輩《るいせんぱい》。」とはくしゅし始めました。団員《だんいん》

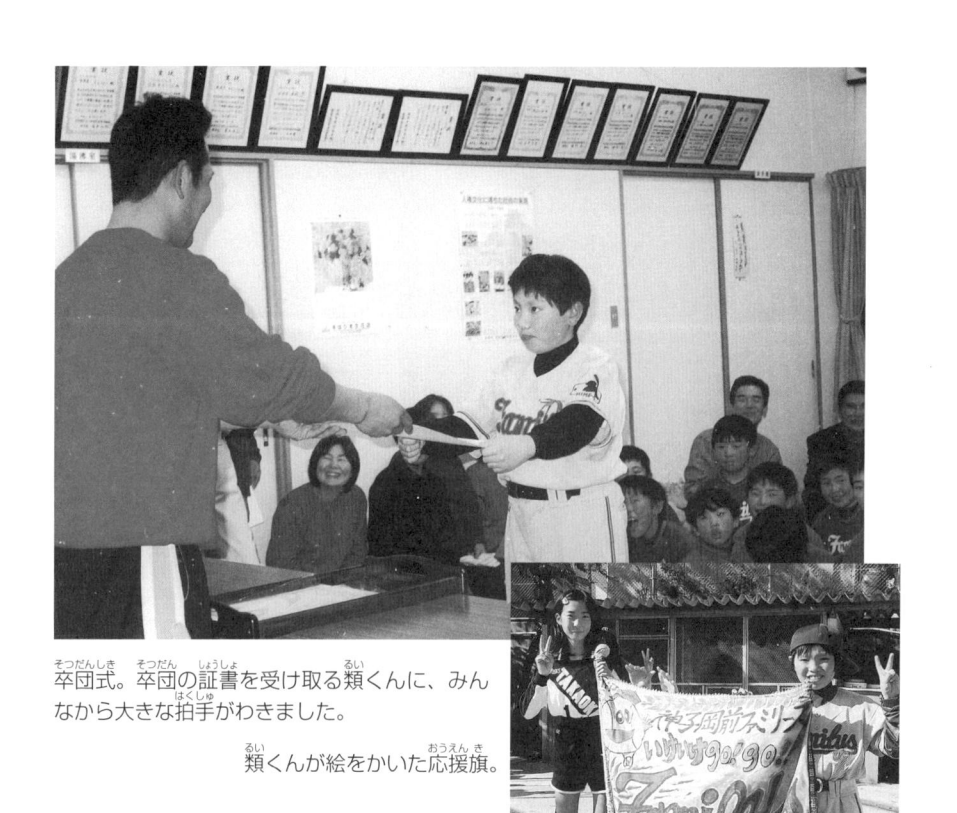

卒団式《そつだんしき》。卒団《そつだん》の証書《しょうしょ》を受け取る類《るい》くんに、みんなから大きな拍手《はくしゅ》がわきました。

類《るい》くんが絵をかいた応援《おうえん》旗《き》。

たちのはくしゅの輪の中を、類《るい》くんは笑顔で通りぬけました。

みんなにとって類《るい》くんは、いっしょに練習してきた大切なチームメイトのひとりなのでした。

類《るい》くんは、卒団《そつだん》のメダルは結局もらえませんでした。お母さんはその日のうちにメダル屋さんに行って、類《るい》くんのために大きいメダルをつくってもらいました。

7　中学生に向けての決断《けつだん》

類《るい》くんは、五年生の二学期までは、ひまわり学級とてっちゃんたちのいる親学級を行ったり来たりしていました。親学級でついていけなくなると、ひまわり学級にもどります。そして落ち着けば、勝手に親学級にやって来るのです。あべこべのときもありましたが、とてもうまくいっていました。

でも、お母さんは、これで満足していませんでした。親として、もう少し先のことを考えていました。中学校への進学のことです。

「てっちゃんと、いっしょがいい。」という類《るい》くんの気持ちを思いやって、養護《ようご》学校の中学部ではなく、地元の中学校に行かせてやりたいとお母さんは思っていたのです。しかも、中学校では養護《ようご》学級にはいっさい行かないで、普通《ふつう》クラス一本にできないものだろうかと思っていました。

というのも、中学校のその先のことも考えていたのです。高校受験です。高校受験には中学校での内申点《ないしんてん》が必要です。そのためには、中学校で定期考査《こうさ》を受けた成績が必要なのです。

ところが、中学校で養護《ようご》学級に入ると定期考査《こうさ》を受けることができなくなります。いろいろな可能性《かのうせい》を残しておきたいと考えたお母さんは、小学校の担任《たんにん》の先生に相談をしました。

「五年生の三学期ですが、ためしに普通《ふつう》のクラス（親学級）だけにしぼって授業《じゅぎょう》を受けてみさせたいのです。そして、もし問題がなければ、六年生は普通《ふつう》クラスだけにしたいのです。」

「だいじょうぶかなあ……。うーん。」

担任《たんにん》の先生は、心配そうでした。類《るい》くんは、きっとへとへとになるでしょう。ストレスもたまるかもしれません。でも、障《しょう》がい児《じ》だからといって、いつまでも親が守れるわけではありません。いつかは自力で生きていかなければなりません。そのために、お母さんは、今できることをしなければと決心していたのです。

もし、五年生の三学期、普通《ふつう》クラスだけで過ごすことができたら、六年生も普通《ふつう》クラスだけで授業《じゅぎょう》を受けることができるかもしれません。そうなれば、中学校も普通《ふつう》クラスに進める可能性《かのうせい》が大きくなります。

ぜひそうさせたいと願うお母さんの気持ちを、担任《たんにん》の先生はわかってくれて、校長先生や教頭先生に相談してくれました。

結果、類《るい》くんのようすを見ながら進めることになりました。避難《ひなん》場所としての保健室には、類《るい》くんがいつやって来てもいいように画用紙とサインペンが置かれました。類《るい》くんは絵をかくのが大好きで、絵をかいていると落ち着くのです。

担任《たんにん》の先生は、類《るい》くんのいちばんの理解者であるてっちゃんのほかに、竜斗《りゅうと》くんや正義感の強い裕太《ゆうた》くんにも「類《るい》を支《ささ》えてくれるか。」とお願いしてくれました。あゆちゃんやたかちゃんなど、クラスの女の子たちも自然に、類《るい》くんのめんどうをみてくれるようになっていました。ほかのクラスの先生方も、類《るい》くんを見守ってくれました。

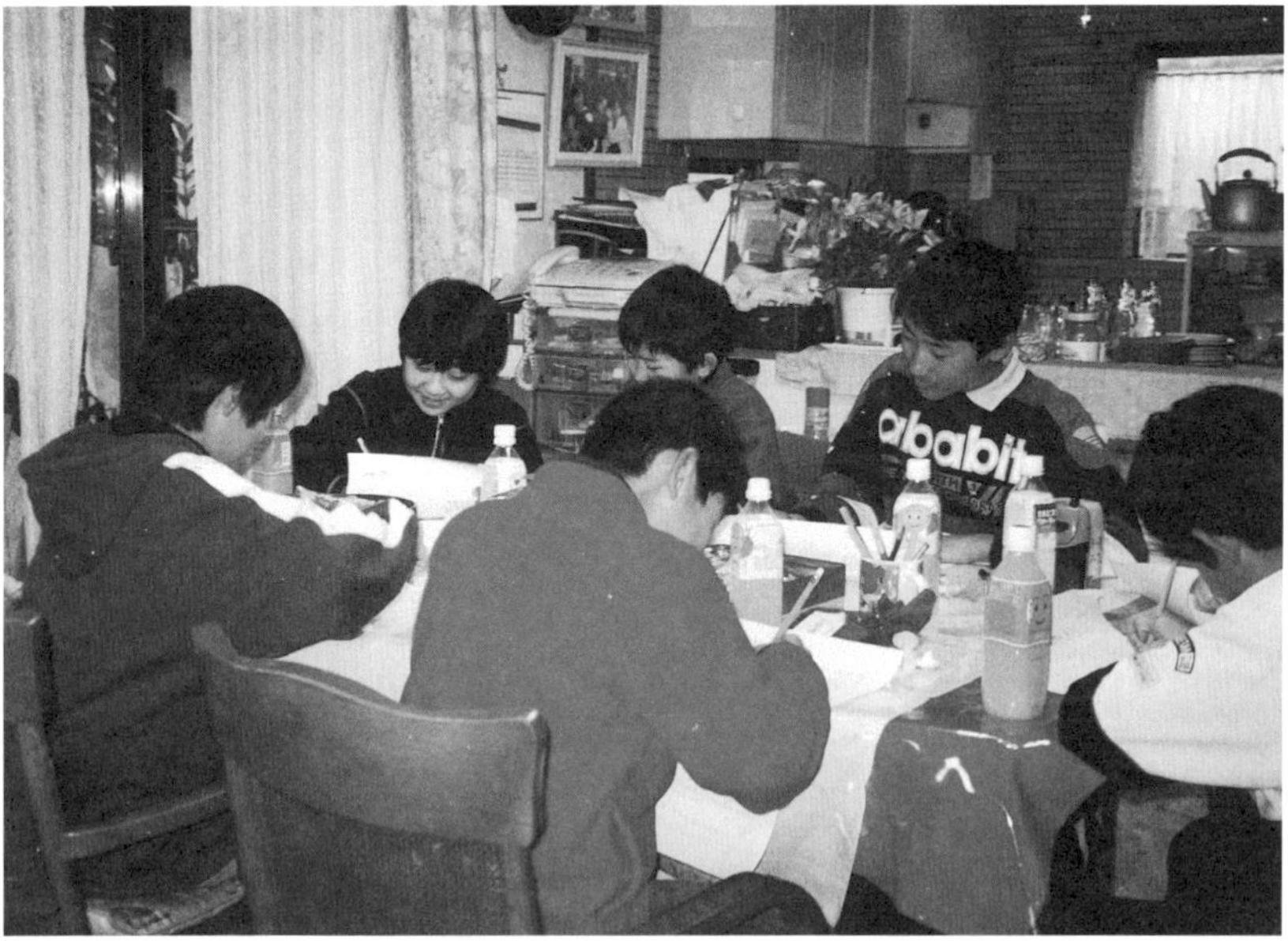

類《るい》くんの家で勉強中。（5 年生ころ）

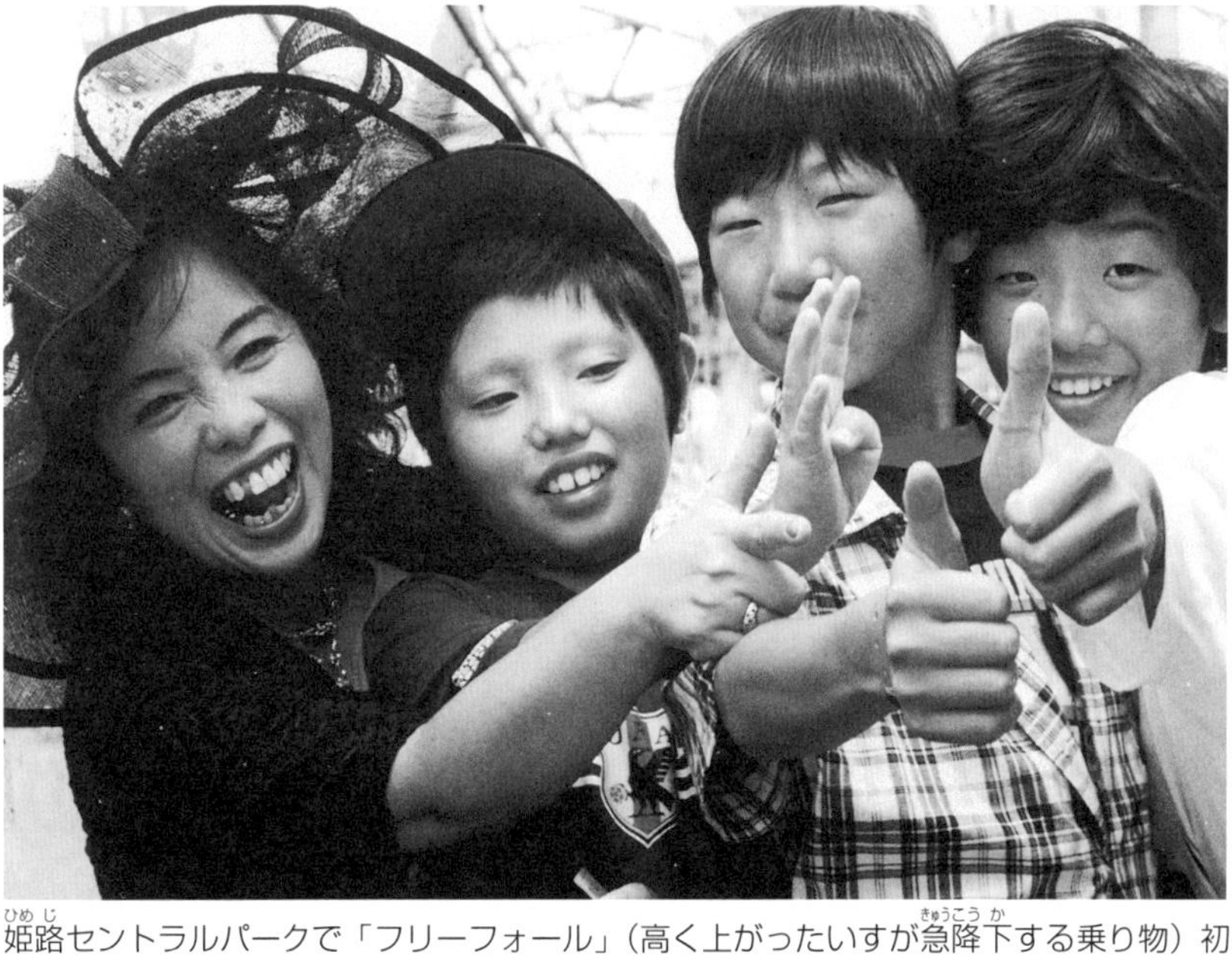

姫路《ひめじ》セントラルパークで「フリーフォール」（高く上がったいすが急降下《きゅうこうか》する乗り物）初体験。

友だちや先生方のおかげで、類《るい》くんはひまわり学級に行かないまま五年生の三学期を無事終えることができました。それで、六年生では、親学級だけに通うことになりました。

お母さんは、一学期の始業式の朝、六年生の教室に行って、クラスの友だちに話しました。

「類《るい》は、ひまわり学級に行かないで、このクラスだけでがんばることになりました。きっと困《こま》ったことがたくさんあると思います。そんなときは、助けてやってほしいのです。」

クラスは五年生からそのままもち上がりだったので、クラスのみんなは理解《りかい》してくれ、何かにつけて類《るい》くんを支《ささ》えてくれました。

運動会では、みんなといっしょに組体操《くみたいそう》をしました。八十メートル走も完走しました。視野《しや》がせまいことで体を動かすことが苦手だった類《るい》くんは、スポーツ好きのてっちゃんの影響《えいきょう》で、いつの間にか運動が好きになっていました。

六年生の三学期になりました。教育委員会の人が、類《るい》くんの家に何回もやってきました。中学生になる類《るい》くんを養護《ようご》学校の中学部へ進路を変えるように、説得するためにです。お母さんはいいました。

「自閉症《じへいしょう》といわれた類《るい》は、小学校に入るまでは言葉が話せませんでした。お医者さんからも、自閉症《じへいしょう》は一生治らないといわれました。でも今、類《るい》はつたないながらも会話ができます。みんなの気持ちを思いやることもできます。それは、小学校で健常児《けんじょうじ》のみんなといっしょに学んできたからこそなんです。みんなが行く地元の中学校に行けば、類《るい》はこれからもまだまだ成長していくはずです。」

「類《るい》くんは、B1（重中度）に認定《にんてい》されて療育《りょういく》手帳をもっている自閉症児《じへいしょうじ》ですよ。無理をさせないほうがいいかと思います。」

と、教育委員会の人はいいました。

「わかっています。類《るい》にはてっちゃんという大好きな男の子がいて、その子のまねをすることで、自閉症《じへいしょう》のからを破《やぶ》ることができたのです。その子といっしょの地元の中

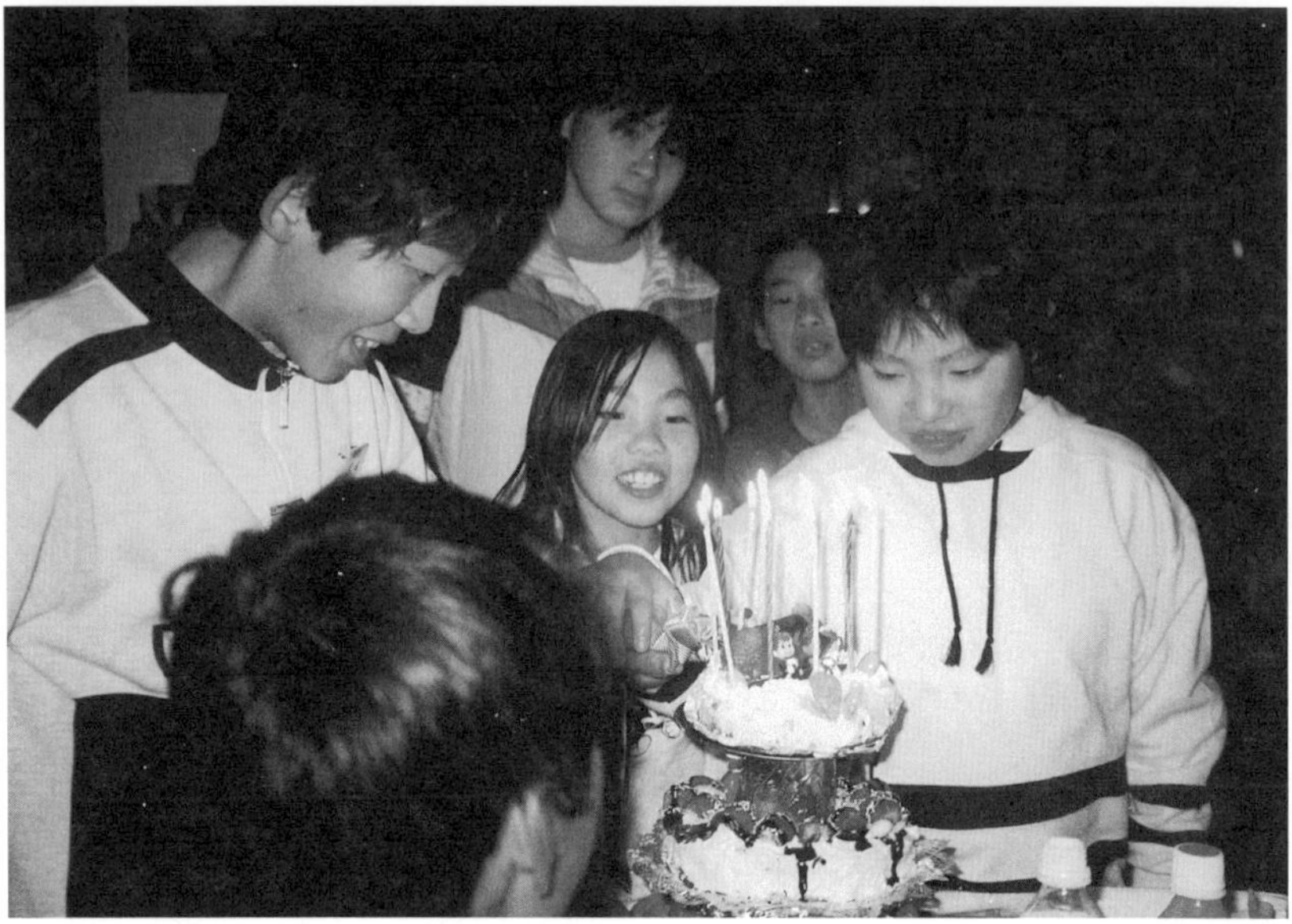

手づくりケーキで「ハッピーバースディ！」

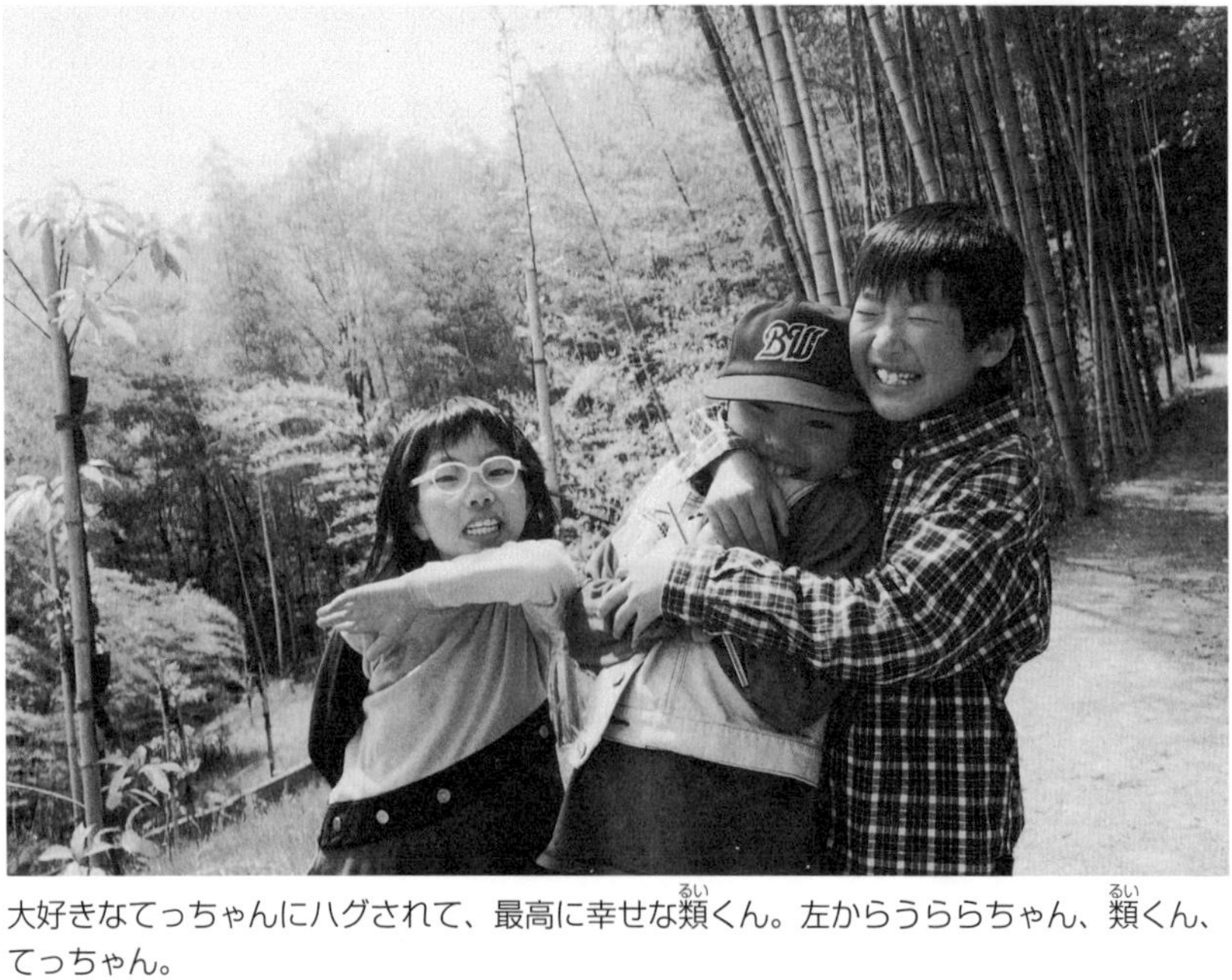

大好きなてっちゃんにハグされて、最高に幸せな類《るい》くん。左からうららちゃん、類《るい》くん、てっちゃん。

学校に行くことは、本人の希望でもあるんです。」
「小学校と中学校はちがいます。わたしたちはいろいろなケースを見てきました。お母さんのお気持ちもわかりますが、かえってお子さんのためにならないのではないでしょうか？」
「チャレンジさせてください。だめだったら、そのときに判断《はんだん》します。」

こんなおし問答が何回ともなく続きました。そして、教育委員会の人の説得《せっとく》に逆《さか》らう形で、類《るい》くんは、地元の中学校へ行くことになりました。

中学校の入学式。新しい友だちができるといいね。

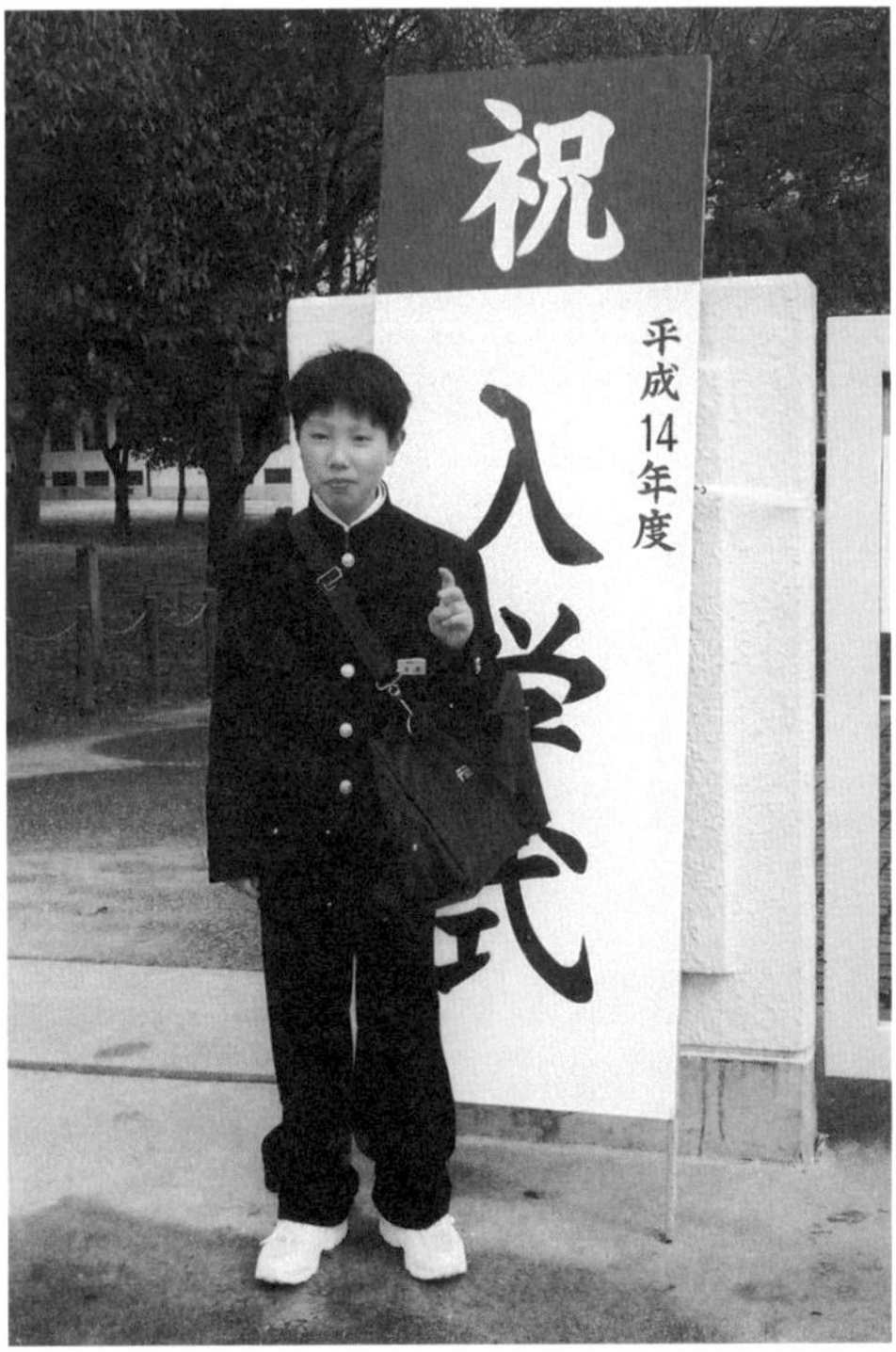

8　いじめは、家庭科の先生から始まった

中学生になると、てっちゃんと裕太《ゆうた》くんは野球部、竜斗《りゅうと》くんはバスケット部、類《るい》くんはテニス部に入りました。

テニス部に入った類《るい》くんは、ボール拾いばかりしていました。近所に住んでいる同じテニス部で同級生の男の子が家にやって来て、類《るい》くんのお母さんにくやしそうにいいました。

「類《るい》は、テニスコートに一回も入れてもらったこともないねん。ラケットでボールを打たせてもらうこともないし、あれは差別や。」

「心配してくれて、ありがとう。でもね……。」

お母さんは、自閉症《じへいしょう》の類《るい》くんの視野《しや》はとてもせまく、ボールを打つことはできないことを話しました。

「ふーん、そうなんや。」

「でも、類《るい》、楽しそうにボール拾ってたでしょ？」

「そういえば、野球部にいるてっちゃんにときどき手をふりながら、にこにこしてたわ。」

お母さんは、テニス部に入りたいという類《るい》くんに説明したことを、その男の子にも話しました。

「中学校の部活動って、試合に勝つために練習をしているんだよね。そんな中での類《るい》の役目は、テニスがじょうずな子がボールをふんでけがをしないように、足元のボールを拾ってあげることだよって、類《るい》に教えたの。それもテニス部員の大切な仕事やからって。」

「そうか。そうだったんや。」

「役に立ててると類《るい》が感じていたら、おばちゃんは、それでええと思ってる。」

お母さんは、類《るい》くんのことを心配してくれる小学生のときからの友だちが、同じテ

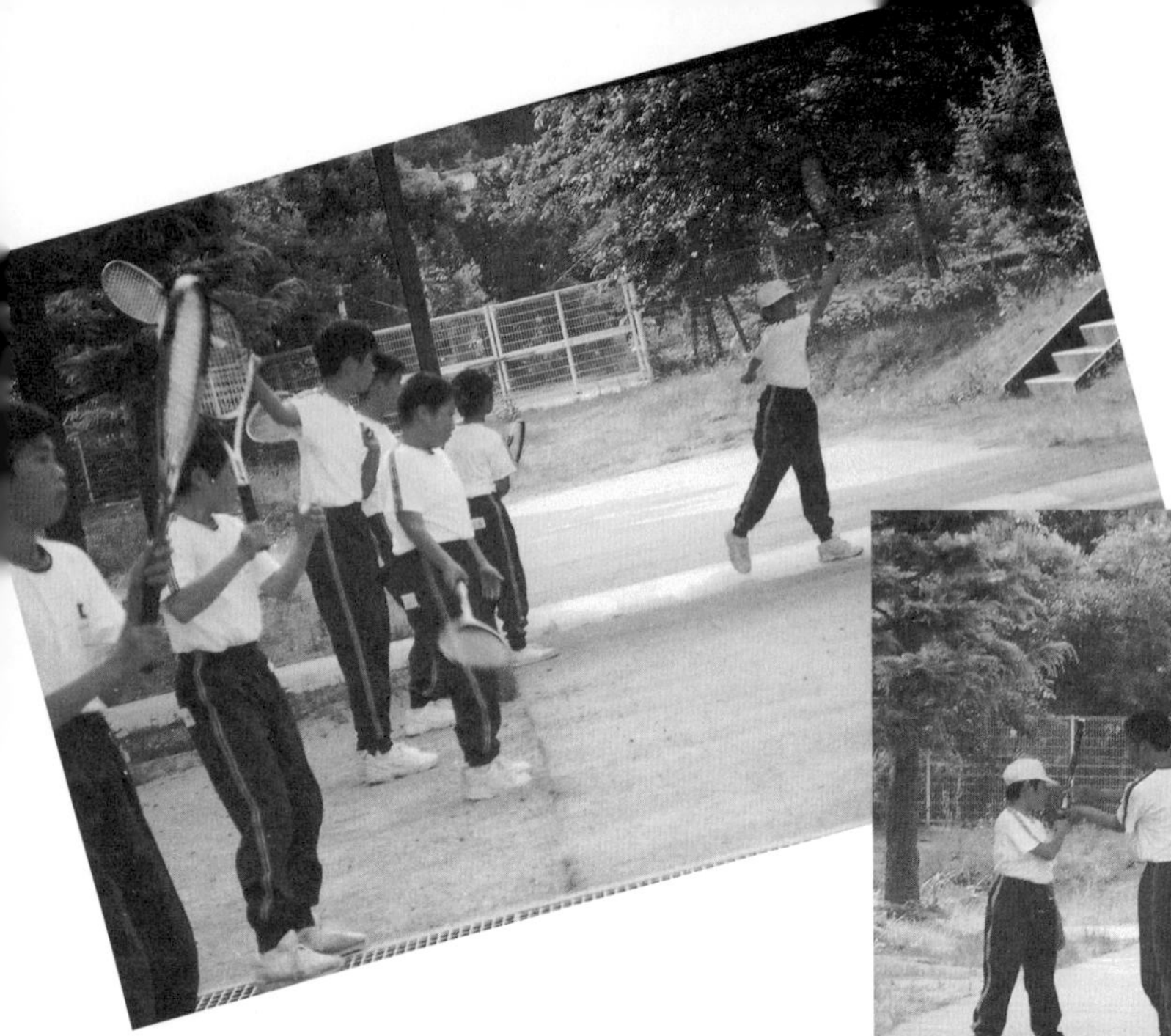

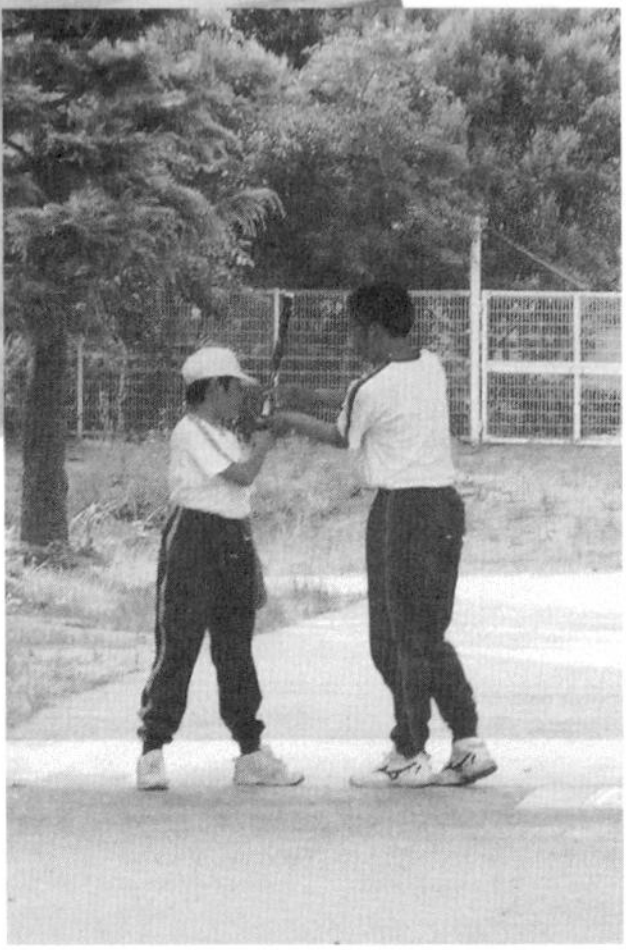

中学校ではテニス部に入った類《るい》くん。素《す》ぶりのときは、みんなといっしょに汗《あせ》を流します。

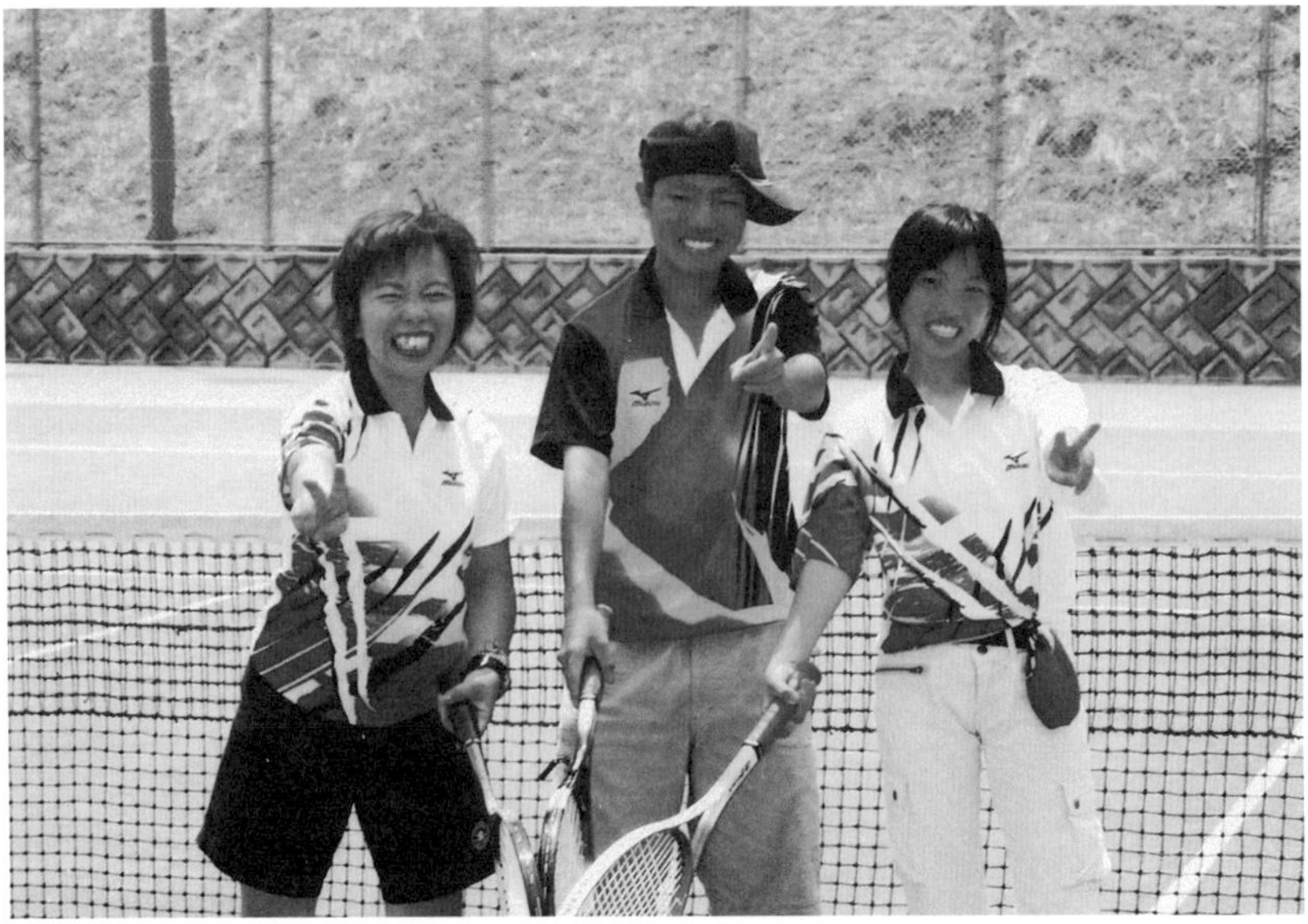

旅行先でテニス！　お母さんやうららちゃんに教えてあげたかな？

ニス部にいてよかったと心から思いました。

てっちゃんと裕太《ゆうた》くん、竜斗《りゅうと》くん、そして類《るい》くんの四人は中学校でも同じクラスだったのですが、部活動やクラスの班《はん》がみんなちがうので、休み時間にいっしょにしゃべることも少なくなってしまいました。

小学校のときは、放課後毎日のように家に遊びに来ていたてっちゃんが、部活がいそがしくなり、家に来なくなりました。でも、てっちゃんの代わりに竜斗《りゅうと》くんが家にやって来るようになりました。それで、お母さんは竜斗《りゅうと》くんから学校での類《るい》くんのようすを聞くことができました。

家庭科の時間のことです。類《るい》くんが針《はり》に糸が通せないことは、前もって学校に伝えてありました。それが家庭科の女の先生に伝わっていなかったのでしょう。類《るい》くんは、一生懸命《いっしょうけんめい》糸を針《はり》に通そうとするのですが、なかなか針《はり》に糸が通りません。糸は、つばでぐにゃぐにゃ、べとべとです。類《るい》くんは精神的《せいしんてき》に追いこまれていました。

「ひーひー。」とうめきながらも、類《るい》くんはがんばっていたらしいのです。先生はそんな類《るい》くんを、まるでさらし者のように教壇《きょうだん》の上の教卓《きょうたく》の横に座《すわ》らせ、指導《しどう》するわけではなく放ったらかしていたそうです。類《るい》くんのことをよく知らない、ほかの小学校出身のクラスメイトは、好奇《こうき》の目で類《るい》くんを見て、こそこそ話しながら、顔をしかめています。

とうとうがまんできなくなったてっちゃんが立ち上がって、類《るい》くんのそばに行って、針《はり》に糸を通してやりました。それを見ていた先生がおこり出して、せっかくてっちゃんが通してくれた糸をぬいて、類《るい》くんにひとりでやるように命令したのです。

「てっちゃんは、先生からこっぴどくしかられていた。」

と、竜斗《りゅうと》くんはくやしそうにお母さんに話しました。

それをきっかけに、てっちゃんは類《るい》くんをかまわなくなりました。てっちゃんも中学生になり、クラスの半分がちがう小学校出身の生徒の中で、自分を守るのに精《せい》いっぱいだったのでしょう。

家庭科の授業《じゅぎょう》は一学期に三回あったのですが、類《るい》くんは針《はり》の糸通しばっかりさせられていたそうです。

「糸さえ通せたら、次の作業に進めるのに。わかってるのに先生は無視《むし》して、類《るい》をじゃまもんあつかいや。クラスのやつらも類《るい》を変人あつかいや。類《るい》はこわれる寸前や。おばちゃん、学校に行ってうったえなあかん。ぼくらでは、類《るい》くんを守られへん。ごめん……。」

竜斗《りゅうと》くんの話を聞いたお母さんは、翌日《よくじつ》、すぐに中学校に行ったのですが、家庭科の先生は、「類《るい》くんが自閉症《じへいしょう》だとは知らなかった。」と弁解《べんかい》をするばかりでした。

類《るい》くんはひとりごとが増《ふ》えて、ひとりでふらふらする日も増《ふ》えました。これは、類《るい》くんにとって、よくない症状《しょうじょう》でした。

類《るい》くんが中学校で、いじめグループの標的《ひょうてき》にされていることを、同級生のお母さんが「子どもから聞いた。」と教えてくれました。

類《るい》くんはいつもおろおろして、笑わなくなっていました。再び、貝のように心を閉《と》ざし、からに閉《と》じこもることで自分を守ろうとしていたにちがいありません。

すべてふり出しにもどったようでした。


中学一年生のころのいじめは、くつや持ち物をかくしたり、教科書に落書きをしたり、まだ子どもっぽいものでした。

ところが中学二年生になると、いじめ方がひどくなってきました。いすに接着剤《せっちゃくざい》をぬられたり、ベルトでたたかれたり、類《るい》くんがノートをゆかに落とすと、そのノートでキャッチボールをすることもありました。

「ぼくのノートです。返してください。」といっても、「落とし主不明や。」といって、返してくれません。

いじめグループの男子たちに頭からホースで水をかけられ、全身ずぶぬれにされ、笑い者にされました。それだけでもつらいのに、いじめグループの女子たちからもけとばされて、グラウンドの上を転がされたのです。

「やめてください。もうしないで。」という類《るい》くんを無視《むし》して、「類《るい》のエビフライや。」と土まみれにするなど、いじめは、どんどんエスカレートしていきました。

そのことを、少年ソフトボール時代の後輩《こうはい》が家に来て教えてくれたので、お母さんはすぐに学校に飛んで行きました。


翌日《よくじつ》、いじめグループの子たちが家に謝《あやま》りに来たのですが、担任《たんにん》の先生にいわれて、いやいや頭を下げているだけで、みんなさめた目をしていました。

その夜、いじめグループの男子のお父さんから電話がありました。

「障《しょう》がいがあるってええな。うらやましいわ。それだけでいつも被害者《ひがいしゃ》やもんな。こっちはいつも損《そん》な立場や。あほらし。グズなんは、そっちやろ。被害者《ひがいしゃ》はこっちや。不平等な話やで。」

電話をスピーカーにしていたので、相手の声はリビングにひびきました。おろおろしているお母さんの手から、お父さんが受話器をうばいました。

「いいかげんにしなさい。お宅《たく》の子がうちの子にしたことを、もう一度ちゃんと確《たし》かめてみなさい。人にはしていいことと悪いことがあります。しっかりわが子にしつけもできないで、何を逆切《ぎゃくぎ》れしているのですか。今度いじめがあれば、わたしはお宅《たく》のお子さんにも同じことを仕返しします。どっちも被害者《ひがいしゃ》で加害者《かがいしゃ》。それなら不平等ではないでしょうから。」

お父さんはそういうと、電話をガチャンと切りました。ふだんはおとなしいお父さんの初めて聞くどなり声でした。

その親からは、二度と電話はかかってきませんでした。

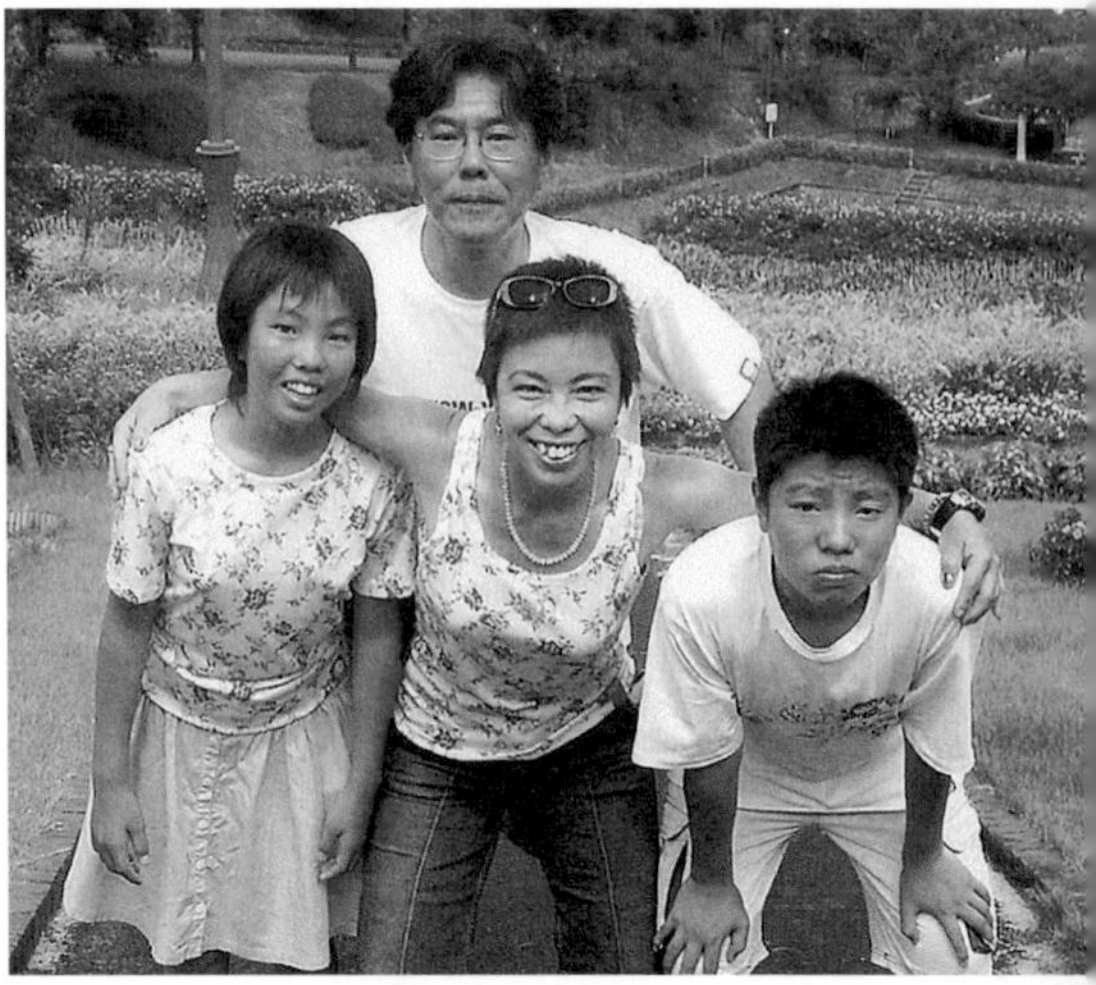

いじめを受けて暗い表情《ひょうじょう》の中学２年生ころの類《るい》くん。がんばれ！　家族のみんながついているよ。

お父さんのどなり声にびっくりした類《るい》くんは、自分のベッドににげこみました。心配して見に行ったお母さんに類《るい》くんは、「てっちゃんに会いたいです。」とくり返しました。二年生になって、類《るい》くんは、てっちゃんとクラスが別々になってしまっていたのです。

そのあとの体育祭で、類《るい》くんは二百メートル走に出場しました。ぐうぜん同じグループに、てっちゃんがいました。

類《るい》くんは、てっちゃんといっしょに走るというだけで、うれしそうです。

スタートすると、てっちゃんはいちばん後ろを走り、類《るい》くんを見守るように自分の前を走らせました。コースの三分の二を過ぎたあたりから、てっちゃんは猛《もう》スピードで走り出し、類《るい》くんを追い越《こ》しました。類《るい》くんをぬくときには、（だいじょうぶか。）とでもいうように、二回ふり返りました。そのあと、つぎつぎ前の走者を追いぬいて、てっちゃんは一着でゴールしました。

類《るい》くんは、てっちゃんの変わらない優《やさ》しさを、全身で感じたはずです。

9 「死ね。」といわれて

中学三年生になると、いじめの内容がもっと陰険《いんけん》になっていました。気づくのが一歩おそければ、死につながるようなひどいいじめでした。お母さんは、いじめを受けていることは知っていましたが、そこまでひどいとは、気がつきませんでした。

六月のある日、類《るい》くんの部屋を片付けていたお母さんは、一枚《まい》の写真を見つけました。クラスの集合写真なのですが、類《るい》くんの顔だけ修正液《しゅうせいえき》で白くぬりつぶされているのです。お母さんは、とてもいやな予感がしました。

お母さんは心配でたまらない気持ちをおさえつつ、言葉を選んでゆっくり類《るい》くんに聞いてみました。

「類《るい》、こんな写真が出てきたけれど、類《るい》はどうして、自分の顔を白くぬってしまったのかな?」

類《るい》くんの返事は、お母さんの予想できないものでした。

「お母さん、ぼくは、生きていてはいけない人なんですか？

友だちが、ぼくに死ねといってくれるのですが、
どうしたら死ねるのか、ぼくには、わかりません。

車にひかれるのは、こわいです。」

お母さんは、友だちから「死ね。」といわれていた事実にもおどろきましたが、「死ね。」といった友だちを、類《るい》くんは少しも責《せ》めてはいないのです。「友だちが死ねといってくれた。」けれど、「どうすれば死ねるのか、わからない。」となげいているのです。

「ぼくが、朝、学校に行くと、まだ生きとったんか？

昨日、死に方も死に場所もていねいに書いてやったのに、
アホやから、わからんかったんかと、いわれました。

ぼく、飛び降《お》りろと教えてもらったビルの屋上に行きましたが、
カギがかかっていました。

ぼく、がんばりましたが、死に方がよくわかりません。」

ガタガタふるえながらお母さんは、類《るい》くんをだきしめました。今まで気づいてやれなかったことを心の中で謝りながら、類《るい》くんに聞きました。

「類《るい》は死にたいの？」

「死ぬのはいやです。こわいです。

でも、ぼくが生きていると、ほかの子が迷惑《めいわく》するというのです。

ほんとうですか？

車にひかれるのはいやだし、

高いところから落ちるのもこわいです。

お母さん、どうしてぼくは死ぬ人なんですか？

バカだから、生きるのはだめなんですか？

お母さん、お母さん、お願いです。

死に方を教えてください。」

類《るい》くんは、ずっとひとりでたえていたのでしょう。苦しんでいたのでしょう。せきこんで、息をつまらせながら泣き出してしまいました。類《るい》くんがつらくて泣いたのは、この日が生まれて初めてでした。

毎朝クラスの恒例《こうれい》になっていたという類《るい》くんへの「死ねコール」は、中学三年生になった一学期の始業式から始まっていて、もう二か月も経《た》っていたのです。

お母さんからいじめの話を聞いた担任《たんにん》の先生は、すぐにクラスの問題として取り上げてくれたのですが、学校としての対応《たいおう》はあいまいで、いじめはすぐにはなくなりそうもありませんでした。

(類《るい》の命を守るには、どうすればいいのか。)

いろいろ考えた末、お母さんは、無理を承知《しょうち》で担任《たんにん》の先生にお願いしました。

「いじめは先生のいない休み時間に起こるのです。小学校からいっしょだったたてっちゃんと裕太《ゆうた》くんに、類《るい》がピンチだとSOSを出してもらえないでしょうか?」

どういうことかと担任《たんにん》の先生は、お母さんに質問《しつもん》しました。

お母さんは、自閉症《じへいしょう》の類《るい》くんが心を開いたのは、てっちゃんのおかげだったこと。裕太《ゆうた》くんは、何かと類《るい》くんのことを気にかけて見守ってくれていたことを、担任《たんにん》の先生に話しました。

「類《るい》は一組。てっちゃんと裕太《ゆうた》くんは五組です。校舎《こうしゃ》もちがう教室から休み時間に類《るい》のクラスに来るのは大変だと思いますが、どうか休み時間、類《るい》のそばにいて守ってほしいのです。あの子たちなら、きっと類《るい》を守れるはずです。」

と、必死に担任《たんにん》の先生にお願いしました。

さっそく担任《たんにん》の先生は、ほかのクラスのてっちゃんと裕太《ゆうた》くんを呼《よ》んで、話してくれました。

「類《るい》くんが今、ピンチなんやけど知ってるか？」

「勉強がついていけないんですか？」

てっちゃんと裕太《ゆうた》くんは、事情《じじょう》がよくわかっていませんでした。

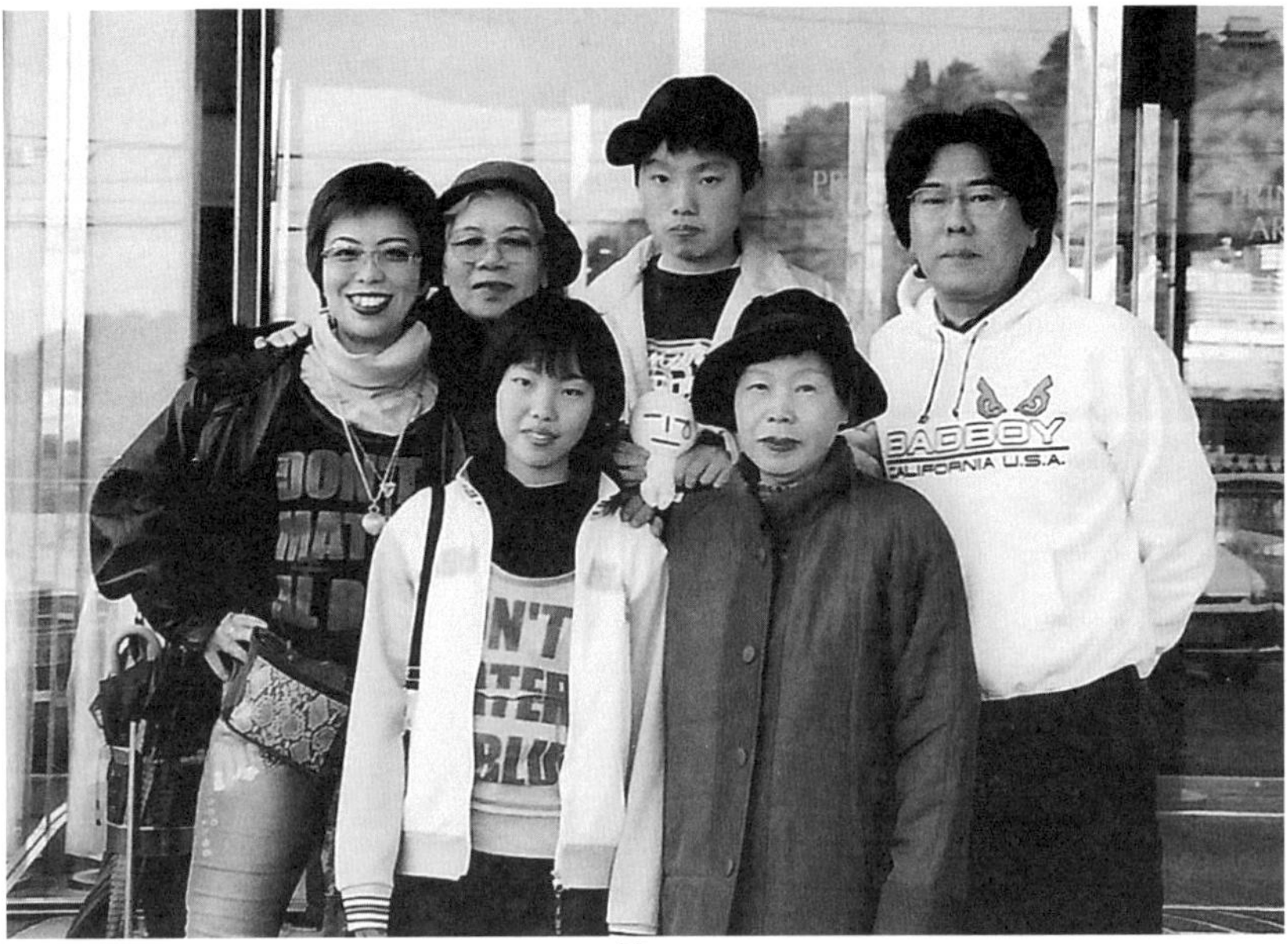

いつも類《るい》くんを温かく見守ってくれていた優《やさ》しいふたりのおばあちゃんたちと。

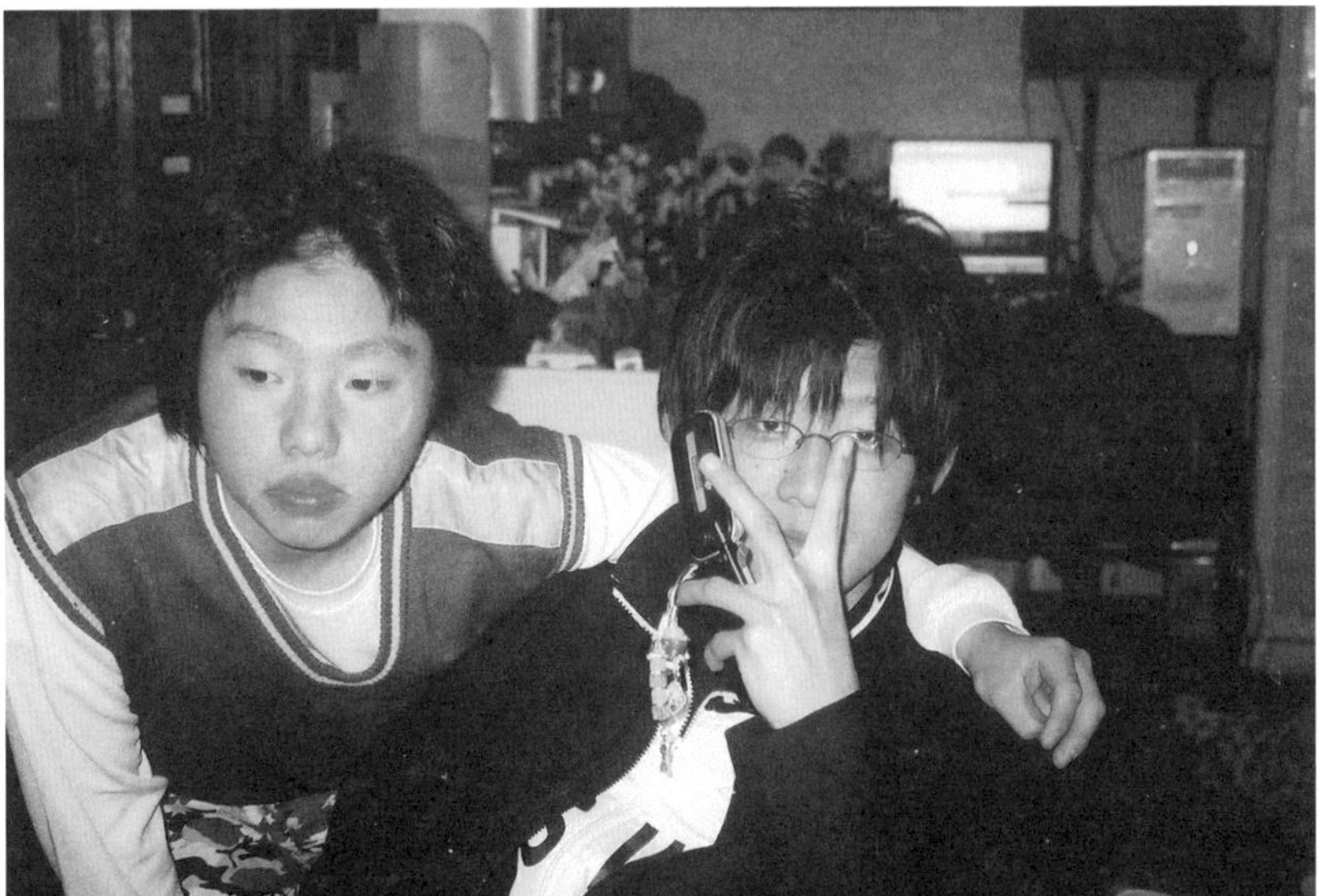

竜《りゅう》斗《と》くんは、力強い友だち。いっしょに中学校に通いました。

「いじめられてるんや。」

「え、だれに？」

「クラスの連中や。毎日、『死ね、死ね。』といわれて、類《るい》くんは困《こま》ってるんや。」

「ひでー。まじかよ。ぜんぜん知らんかった。」

「先生はきみらにお願いがあるねん。悪いけど、休み時間、類《るい》くんのことクラスへ見に行ってくれへんか。」

「お願い？　水くさいなあ。ぼくらに任《まか》しといて。てっちゃん、行くぞ。」

というなり、ふたりは一組の教室にすっとんで行きました。

それからというもの、ふたりは休み時間になると、本館二階のふたりのクラスから、北館一階の類《るい》くんのクラスまでやって来ました。ふたりは教室内をうろうろしたり、類《るい》くんの横に座《すわ》ったりして、さりげなく類《るい》くんを守り続けてくれました。事情《じじょう》を聞いた竜斗《りゅうと》くんやあゆちゃんも気にかけてくれるようになりました。

一学期が終わるころ、類《るい》くんへのいじめはなくなっていました。

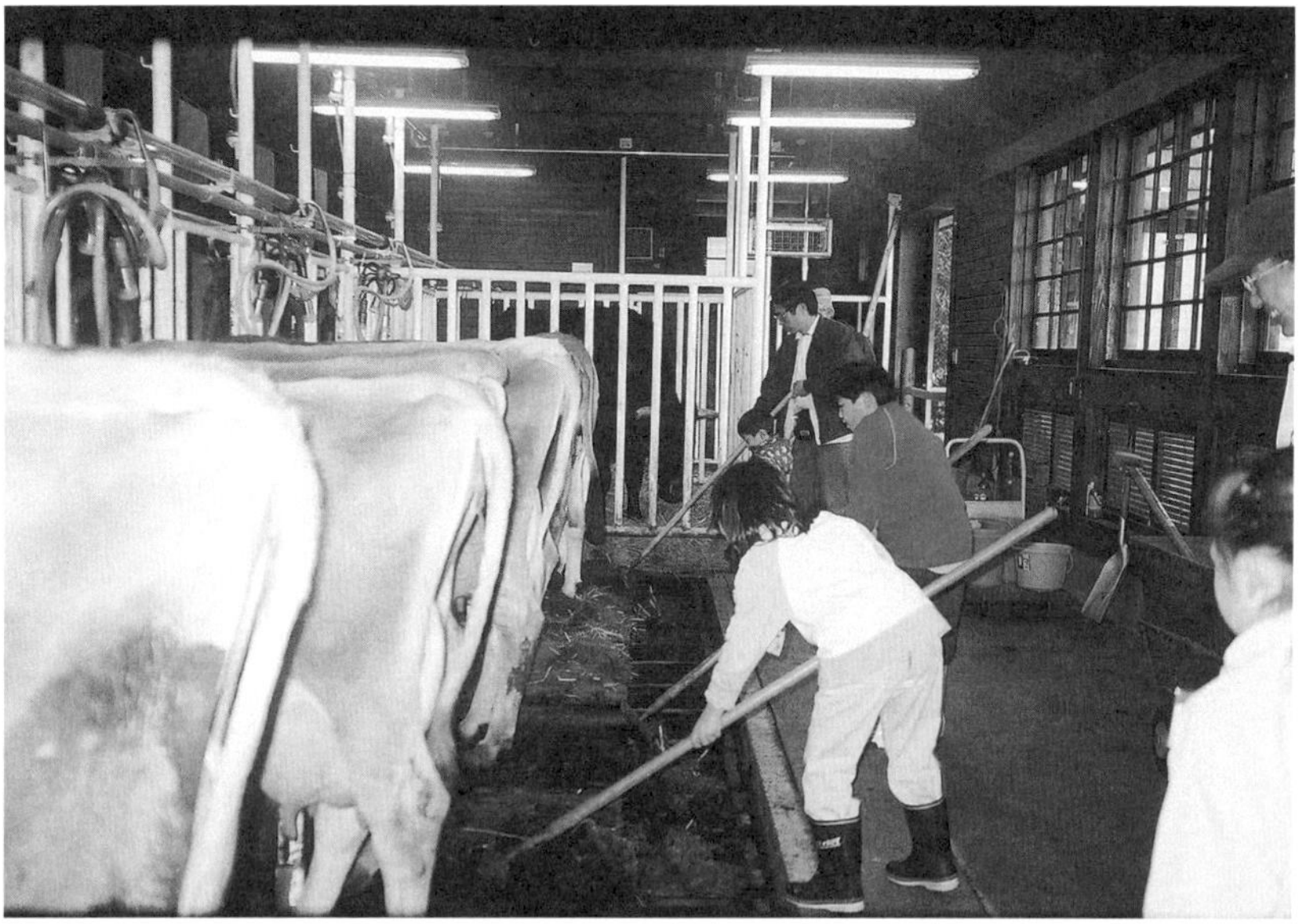

岡山《おかやま》の農場でのうしのうんことり体験。（5 年生ころ）

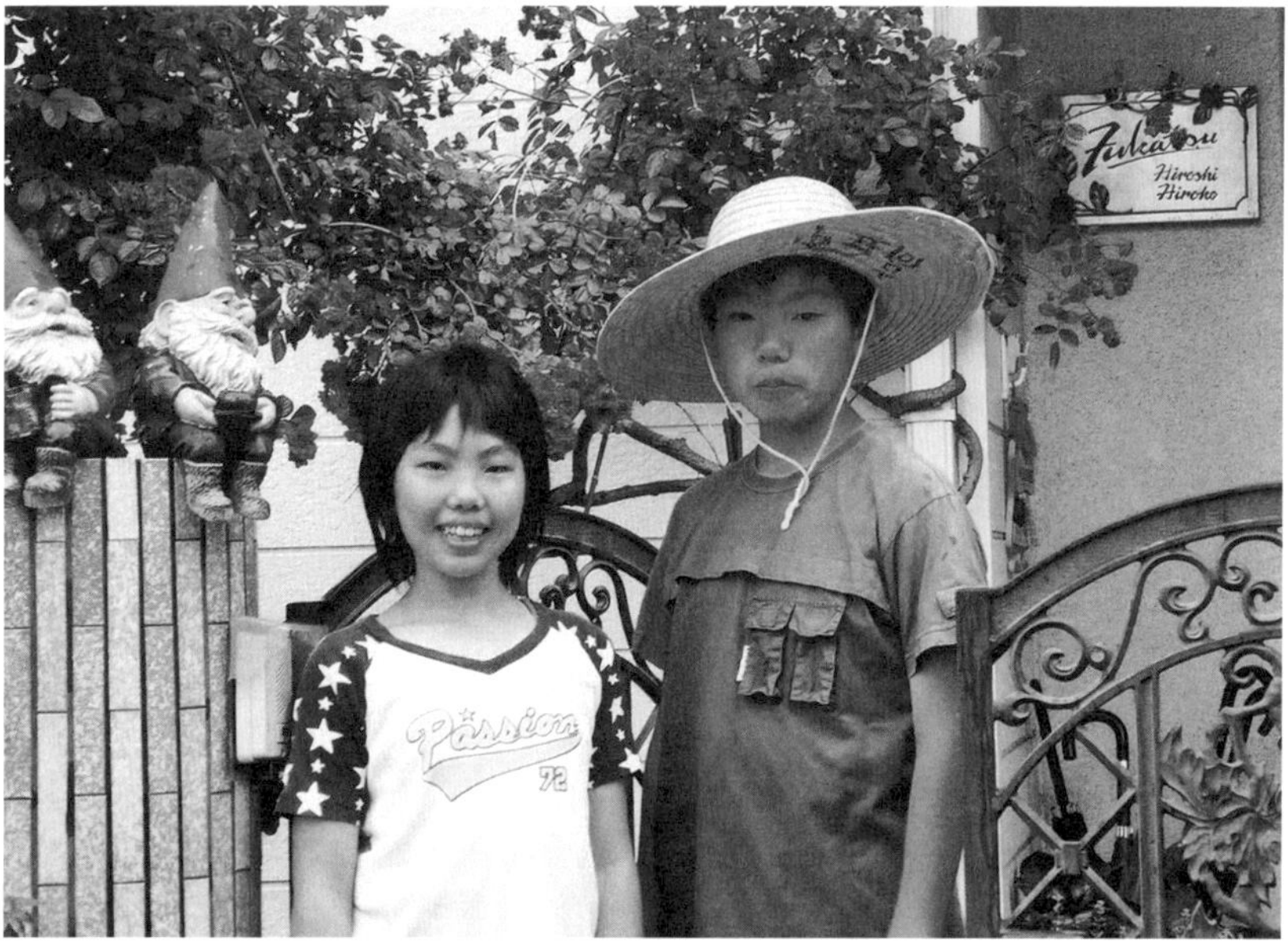

「トライやるウイーク」」の農業体験にうららちゃんと参加。（中学 2 年生ころ）

10　高校入試に向けて

類《るい》くんは、学校の勉強の成績は悪かったのですが、絵をかくことと植物の世話は小さいときから好きでした。お母さんが家で花壇《かだん》の手入れをしていると、何もいわないのに類《るい》くんは、進んで手伝ってくれました。

「ぼく、野菜もつくってみたいです。」

土や植物を相手にするのは、類《るい》くんに向いているようです。

自閉症《じへいしょう》の類《るい》くんは、何をするにも時間がかかります。目標《もくひょう》が決まったら、早目に対策《たいさく》を考えないといけません。両親は、類《るい》くんが努力をすれば何とかついていけそうな農業科のある高校がないか、探《さが》し始めました。

自宅《じたく》から片道一時間半の公立のS高校に農業科があることがわかりました。すぐに、両親は類《るい》くんといっしょにS高校を見学に行きました。S高校は自然が豊かな場所にあるからなのか、生徒たちはのんびりしていて、笑顔もゆったりしていました。

「ぼく、ここがいいです。この高校に行きます。」

S高校を見学した類《るい》くんがいいました。両親もこの高校なら、類《るい》くんがのびのび学べると思いました。

しかし、類《るい》くんの通っている中学校から、S高校を受験した生徒はだれもいませんでした。通学時間が一時間半かかるからでしょうか。しかもS高校は自閉症《じへいしょう》の生徒を受け入れた前例がありません。そして何よりの問題は、B1（重中度《じゅうちゅうど》）に認定《にんてい》されて療育《りょういく》手帳をもつ自閉症児《じへいしょうじ》の類《るい》くんが、S高校の入学試験に合格《ごうかく》できるかどうかです。

前途多難《ぜんとたなん》です。あきらめきれないお母さんは、類《るい》くんを連れて、何度もS高校までドライブに行きました。そのたびに類《るい》くんは、

「ぼく、この高校に行きたいです。」

といいます。

そんな類《るい》くんの気持ちを大切にして、両親は中学二年生の夏からS高校合格《ごうかく》を目指

して、地道に努力を続けさせることにしました。

類《るい》くんは、漢字や英語の単語を覚えるのは得意《とくい》でした。大声でくり返しくり返し、ただくり返して漢字や英語の単語を読ませたり書かせると、意味はわからないまでも丸暗記できるのです。

中学三年生の五月から、塾《じゅく》にも通い始めました。

その努力の結果、願書を出す三年生の二学期には、ＩＱ（知能指数《ちのうしすう》。平均値《へいきんち》は100）が61の類《るい》くんが、Ｓ高校に推薦《すいせん》してもらえる成績にまでたどり着いたのです。これには、中学校の先生方もおどろきました。ＩＱ61では、普通《ふつう》の中学校に通っていること自体、無理なことだったからです。

類《るい》くんのひたむきな努力に感動した担任《たんにん》と学年主任《しゅにん》の先生は、大雪の降《ふ》る日にもかかわらず、Ｓ高校まで行って、類《るい》くんがどんなにがんばりやかをＳ高校の先生方に説明してくれました。

このころになると、中学校の職員室《しょくいんしつ》は、類《るい》くんの高校受験の成功が、共通の願いになっていたようで、校長先生も何回も、面接《めんせつ》の特訓《とっくん》をしてくれました。

類《るい》くんは、二月十四日に推薦《すいせん》入試を受けました。受験者は二八名。合格者《ごうかくしゃ》は二〇名。八名が不合格《ふごうかく》になるのです。

いのるような気持ちで、推薦《すいせん》入試の合格《ごうかく》発表当日をむかえました。

合格者《ごうかくしゃ》をはり出した掲示板《けいじばん》には類《るい》くんの受験番号がありませんでした。いっしょに合格《ごうかく》発表に付きそってくださっていた先生に、類《るい》くんがキョトンとして聞いています。

「先生、ぼくの受験番号、どうしてないのですか?」

お母さんは泣き出してしまいました。くじけそうな類《るい》くんをはげまし、夜おそくまで親子でがんばってきた今までの苦労は、いったい何だったんだろうとくやしかったのです。

「ごめんね、類《るい》。無理をさせてしまって、ごめんね。」

その場にしゃがみこんで泣いているお母さんの背中《せなか》をなでながら類《るい》くんは、

「お母さん、泣かないでください。
ぼく、もっとがんばります。
今度は失敗しません。
毎晩《まいばん》二時まで勉強します。
ごめんなさい。
泣かせてしまって、ごめんなさい。」
と、はげましてくれました。

推薦《すいせん》入試は落ちたけれど、チャンスはもう一度あります。三月の一般《いっぱん》入試です。一《いっ》般《ぱん》入試で合格《ごうかく》することはとても難《むずか》しいことだと、お母さんもわかってはいたのですが、類《るい》くんが、「ぼく、がんばります。」といいはるのです。

類《るい》くんは理科と数学が大の苦手でしたが、一般《いっぱん》入試の受験科目には理科もあります。担任《たんにん》の先生は数学の先生だったので、理科の補習《ほしゅう》は、ほかの先生にたのんでくれました。

通っていた塾《じゅく》の先生も、

「ぼくは類《るい》くんの奇跡《きせき》が見たいのです。類《るい》くんの夢《ゆめ》を実現《じつげん》させるお手伝いをさせてください。ここが勉強しやすいのなら、時間のことを気にせずに、ずっといてくれていいです。わからないところがあれば、ぼくが教えますから。」

と、いってくれました。

クラスメイトたちは、自分も受験をひかえて大変なのに、「類《るい》、今度こそがんばれよ。」と、口々にはげましてくれました。


一般《いっぱん》入試の受験生は二十人。定員は二十名。当日ひとり欠席で受験生は十九名でした。人数だけでみるとみんな合格《ごうかく》するはずです。

この人数を知った担任《たんにん》の先生は、「やっと、ご飯がのどを通ります。」と、お母さんにいいました。でも、受験生の人数が定員に満たないといっても、あまりにも入学試験の点数が悪いと不合格《ふごうかく》になります。お母さんは一般《いっぱん》入試の合格《ごうかく》発表の日まで、一日に何回もいのっていました。

合格《ごうかく》発表の日がついにやってきました。

掲示板《けいじばん》に自分の受験番号を確認《かくにん》した類《るい》くんは、サラリといいました。

「ありました。

お母さん、今度はありましたね。

ぼくの受験番号、ここに書いてありますよ。

ぼくは、四月からS高校生になります。

ぼく、やりましたよ。」

お母さんは、今度もへなへなと座《すわ》りこんでしまいました。そんなお母さんに手を差しのべて立たせてくれたのは、補習《ほしゅう》をしてくれた理科の先生でした。先生の目にも涙《なみだ》が浮《う》かんでいます。

「類《るい》くん、奇跡《きせき》を起こしたなあ。ほんまにようがんばった。よかった、よかった。先生もすごくうれしいよ。　類《るい》くんは、お母さんと喫茶店《きっさてん》でお祝いのケーキでも食べて、ゆっくりしてから、中学校にもどっておいで。」

理科の先生は、学校にすっ飛んで帰って行きました。車で片道一時間半もかかる中学校から、合格発表《ごうかく》を見に来てくれたのです。よほど心配だったようです。

類《るい》くんは担任《たんにん》の先生に早く報告《ほうこく》に行きたくて、むずむずしていました。お祝いのケーキどころではないようです。お母さんも同じです。うれしさではずむ気持ちをおさえて、お母さんは、車のエンジンをかけました。

中学校ではたくさんの先生方から、「おめでとう。」「よくがんばったね。」「類《るい》くんすごいね。」と、喜んでもらいました。

一年生や二年生の先生もふくめて、職員室《しょくいんしつ》の先生全員が類《るい》くんの合格《ごうかく》を祝福してくれました。類《るい》くんは、

「はい。ぼく、がんばりました。

実力で合格《ごうかく》しました。

ずるはしていません。

今日はよくねて、また明日から、
入学式の日に提出《ていしゅつ》するテキストをもらったので、勉強です。

高校生になるには、しかたがないことです。」

と、堂々と先生方に答えました。

担任《たんにん》の先生も、ほっとされたのでしょう。

「入学が決まったんやから、しばらくはゆっくりしとき。」

と、笑っていました。

自閉症《じへいしょう》で、ＩＱ61の類《るい》くんが、ついに公立高校受験に合格《ごうかく》したのです。推薦《すいせん》入試で落ちてもめげずに、一般《いっぱん》入試でがんばったのです。

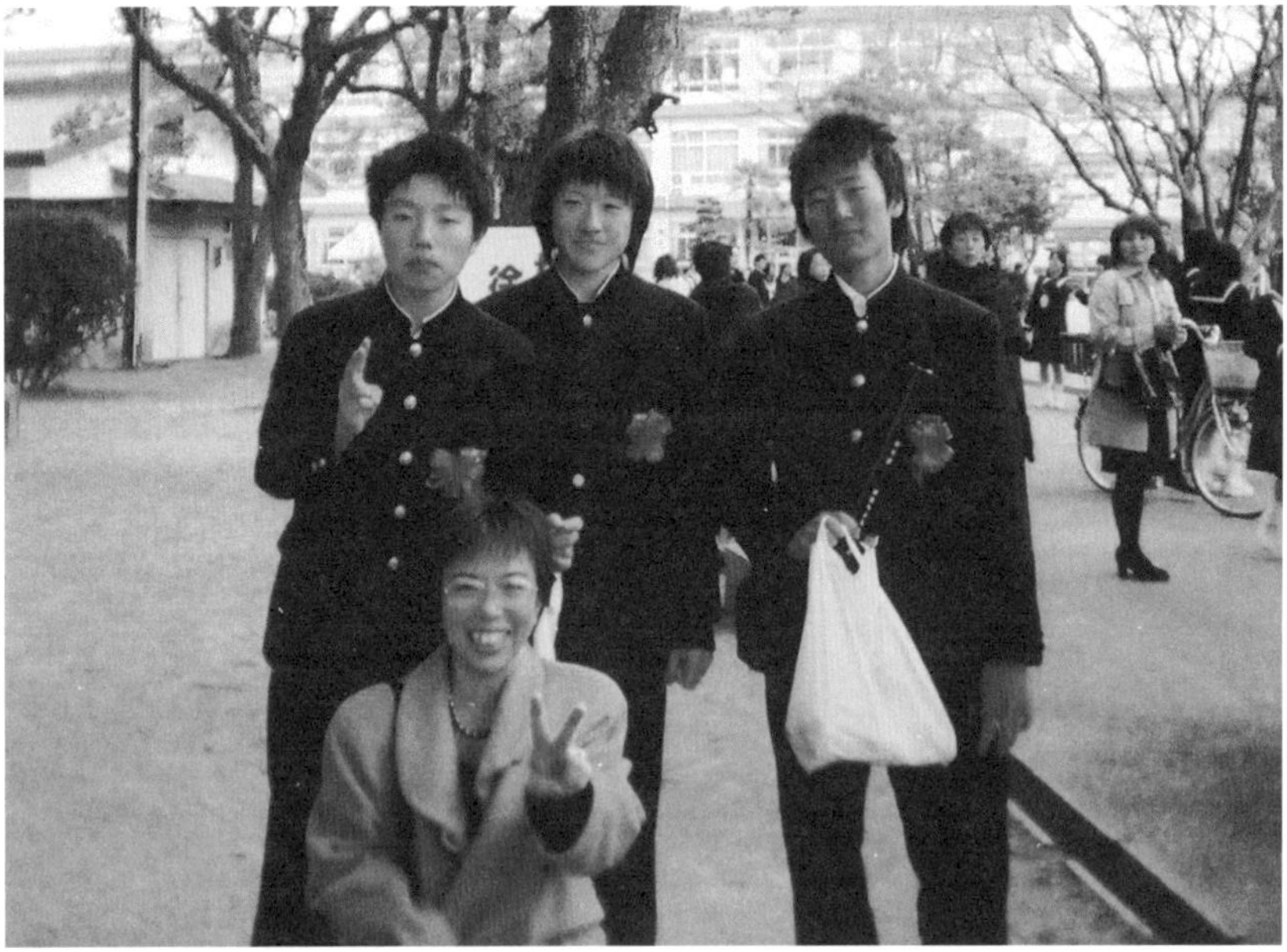

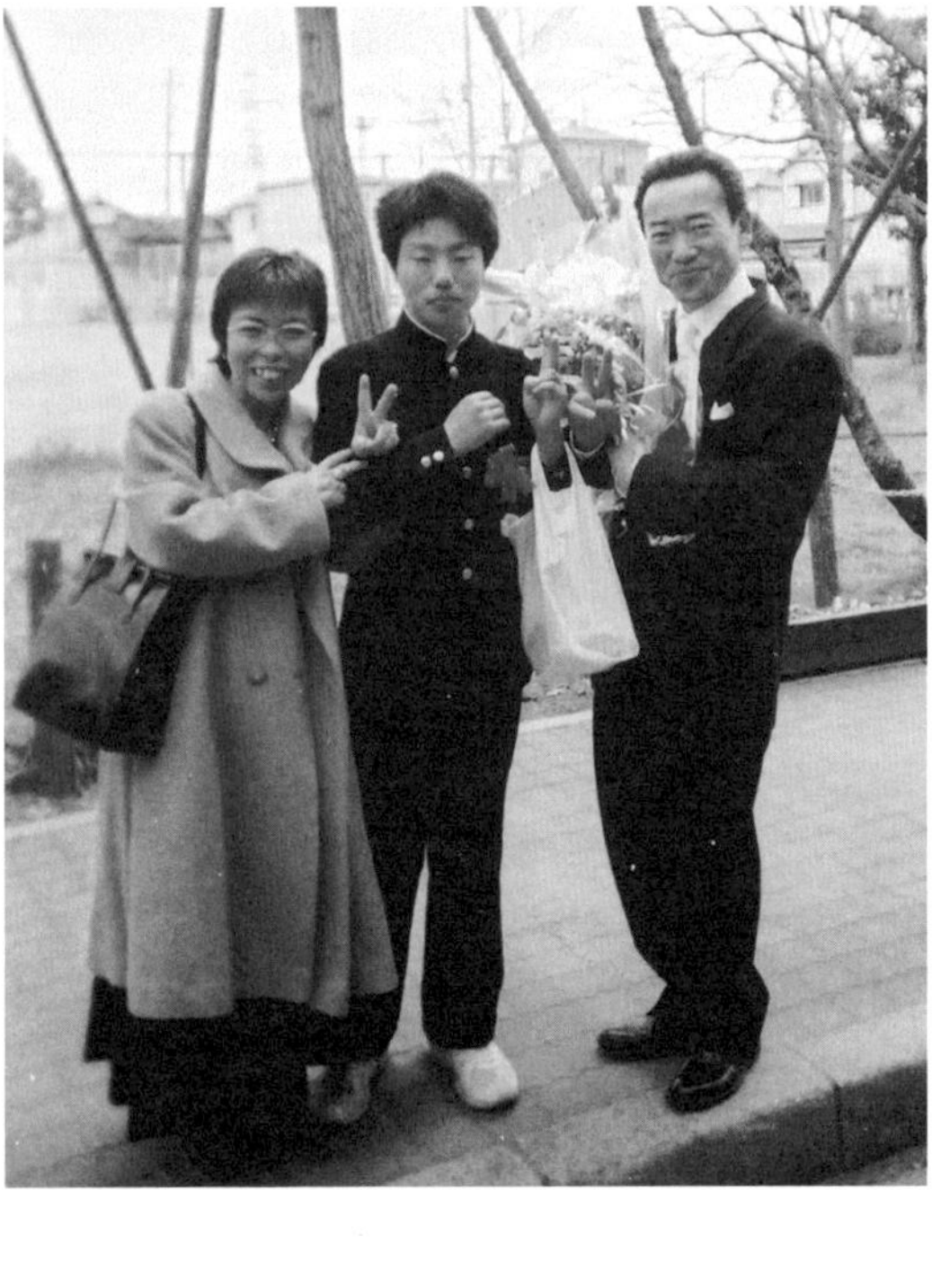

中学校の卒業式。つらいこともあったけれど、大きく成長した類《るい》くん。近所の友だちと。

いつも温かく見守ってくれた、中学２、３年の担任《たんにん》の先生と。

11　類《るい》くんは、高校生

Ｓ高校の農業科のクラスメイトは、みんなのんびり大らかなのか、類《るい》くんがみょうなしゃべり方をしても、両手を胸《むね》の横でふりながら、ひょこひょこ歩いていても、あまり気にしませんでした。

ぐうぜんにも同じクラスに、弟が自閉症《じへいしょう》だという生徒がいました。その生徒が類《るい》くんの視野《しや》がせまいことまでわかってくれていて、類《るい》くんが落ち着かないようすでいると、何かに困《こま》っているのだと、そのつど先生に伝えてくれました。おかげで、類《るい》くんは何の問題もなくクラスにとけこんでいきました。

高校生になった類《るい》くんの表情《ひょうじょう》は、いきいきしていました。

高校へ入学してすぐに、新入生全員参加の二泊《はく》三日の新入生歓迎《かんげい》キャンプがありました。

キャンプでは、カッター（手こぎのボート）に乗り、八人チームで競い合う体験学習が予定されていました。担任《たんにん》の先生から、

「どうしましょう。これは見学にしますか？　万一のこともありますし。お母さんの希望は？」

という問い合わせがありました。

「わたしは類《るい》をカッターに乗せてもらいたいのですが、迷惑《めいわく》をおかけすることになりますので、とてもお願いできません。」

お母さんがそう答えました。

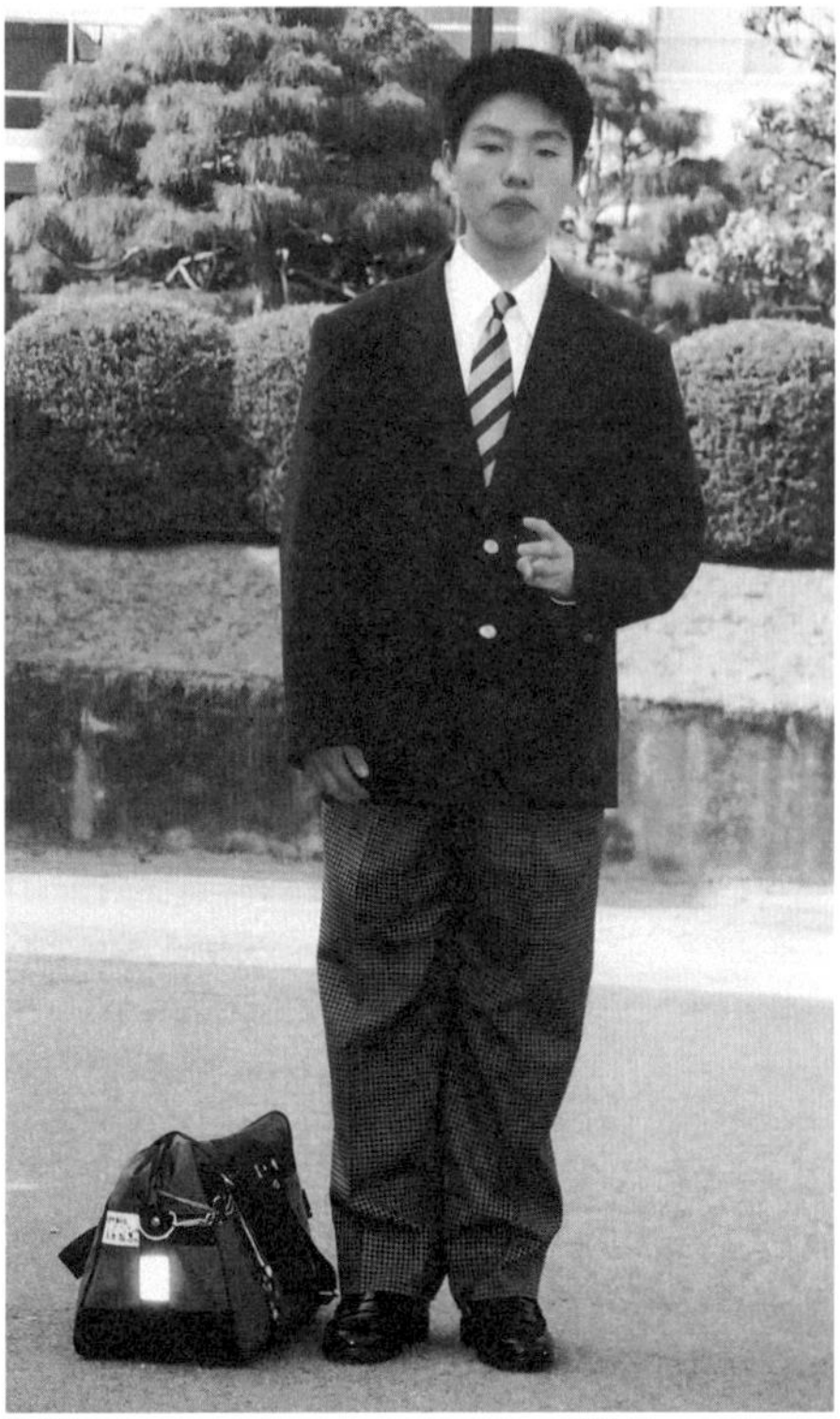

一般《いっぱん》入試でみごと高校に入学した類《るい》くん。
今日から高校生！

先生方は、何度も類《るい》くんの気持ちを聞き出し、話し合いをしてくれました。

結果、類《るい》くんもカッターに乗ることになりました。

キャンプへの付きそいの養護教諭《ようごきょうゆ》を二名に増《ふ》やして、類《るい》くんの乗るカッターには腕《わん》力《りょく》のある男子生徒を乗せるようにしました。さらに、類《るい》くんのカッターの座席《ざせき》の前後には、冷静《れいせい》な判断《はんだん》ができる男子生徒を配置してくれました。

類《るい》くんはオールをもたず、ほかのメンバーだけでカッターをこぐのです。類《るい》くんが守らなければならないルールは、「絶対《ぜったい》に立ち上がらないこと。」だけでした。

こうして類《るい》くんは、みんなに守られて、安全にカッター競技《きょうぎ》を体験することができました。

キャンプから帰ってきた類《るい》くんは、お母さんにほこらしげにいいました。

「水の上は、こわかったです。

でも、協力してやりとげました。

ぼくにも、ちゃんとできました。」

類《るい》くんの住んでいる家の最寄《もよ》りの駅から、S高校のあるS駅までは一時間半かかります。朝、六時半には家を出なければなりません。電車の乗り換《か》えもあるので、最初はお母さんがとちゅうまでついていきました。でも、そのうちに類《るい》くんは付きそいを断《ことわ》ってきました。

「お母さん、ついてこないでください。

ぼくは、ひとりで行けます。」

お母さんはとても不安でしたが、いつまでも親といっしょに通学では類《るい》くんのためにならないので、付きそいをやめることにしました。

S駅の駅長さんには、入学式の日に、

「この子は障《しょう》がいをもっているので、何か困《こま》っていることがありましたら、よろしくお願いします。」

とたのんで、家の連絡先《れんらくさき》を書いたメモを渡しました。

類《るい》くんも、

「ぼくは自閉症《じへいしょう》です。

よく失敗をします。

すみません。」

と、頭を下げて駅長さんにお願いしていました。

ある日の夕方、駅長さんから電話がかかってきました。何があったのかと、お母さんは身がまえましたが、駅長さんからは、

「類《るい》くん、今、電車に乗りました。いつもの電車に乗りおくれたようなのですが、ここは電車の本数が少ないので、帰りがいつもより一時間おくれると思います。そちらの駅には、○時○分に着く予定です。」

との連絡《れんらく》でした。

類《るい》くんのことを見守ってくださっていることに、お母さんがお礼をいうと、駅長さんから、思ってもいないことを聞かされました。

「類《るい》くんは、毎朝大きな声で『おはようございます。』といってくれるのです。そし

て、『今日もぼくはがんばります。みなさんもお仕事大変でしょうけど、がんばってくださいね。』といってくれるのです。類《るい》くんは、とても気持ちがいい男の子です。わたしは、類《るい》くんのファンなんですよ。」

お母さんは、うれしくてなりませんでした。

それからも駅長さんから、「類《るい》くん、かさを持っていなかったようなので、ぬれていました。電車は○時○分に着くので、タオルをもってむかえに行ってあげてください。」

と、電話がかかってきたり、女性《じょせい》の駅員さんから、

「類《るい》くん、定期がないと困《こま》っていました。失くしたのかもしれません。今日のところはまっすぐ家に帰るようにいって、電車に乗せました。家で詳《くわ》しく聞いてあげてください。」

と、連絡《れんらく》が入ったこともありました。

類《るい》くんの高校生活は、理解《りかい》のある先生方や思いやりのあるクラスメイトだけではなく、駅長さんなど見守ってくれる地域《ちいき》の人たちにも恵まれて、順調《じゅんちょう》でした。

でも、学校の勉強についていくのが大変でした。類《るい》くんは数字が理解《りかい》できない学習障《しょう》がいがあるので、足し算さえできません。もちろん高校の数学はまったくわかりませんでした。一年生の数学の成績は、予想通り欠点になりました。

問題は二年生、三年生です。S高校では三年間で欠点を三つとると卒業できません。つまり、数学ができないままでは卒業が不可能《ふかのう》なのです。

両親の心配は、その先にもありました。高校を卒業したあとの類《るい》くんの将来《しょうらい》についてです。類《るい》くんの就職先《しゅうしょくさき》までS高校にお願いするのは虫がよすぎると、わかっていました。

類《るい》くんが高校に入ってから、お母さんは車を運転していても、新聞を読んでいても、会社で仕事をしていても、どんなときでも、類《るい》くんの将来《しょうらい》のことが頭からはなれませんでした。

類《るい》は農場で働けるだろうか？

市立の園芸センターならやとってもらえるだろうか？

自分の牧場をもっているあの肉屋さんでは、牧場の求人はしていないだろうか？

お母さんは車を運転しているときも、S高校で農業を学んでいることを生かせる職《しょく》場《ば》が、（もしかしたら、ここかも。）と目に付くと、すぐに車をとめて確《たし》かめに行くこともありました。

類《るい》くんは、会話もある程《てい》度《ど》はできるようになったし、自分で通勤《つうきん》もできるはずです。食事もしっかり食べるようになったし、小さい子どものころの類《るい》くんとはちがいます。でも、自閉症《じへいしょう》であることには変わりがないのです。社会人としての仕事が類《るい》くんにどれだけできるのか、両親はとても不安でした。

自閉症《じへいしょう》を承知《しょうち》で類《るい》くんをやとってもらえるところを、探《さが》さなければなりません。そんなところがあるのでしょうか？

ハローワークに相談に行っても、「自閉症《じへいしょう》では……。」と、難《むずか》しい顔をされました。

そんなある日、お母さんは、駅前で一枚《まい》のチラシとチケットをもらいました。乗馬体験のおさそいでした。

そういえば、前に類《るい》くんが牧場で働きたいといっていたことを思い出しました。

小学校のとき、岡山《おかやま》の農場で「うしのうんことり体験」（93ページの写真）をしたことがあるのですが、とても楽しそうでした。

ホースセラピーという言葉を聞いたこともあります。心に病をもつ人たちが馬とふれあうことによって、閉《と》じていた心が開かれたり、いやされたりする治療法《ちりょうほう》のことです。

順調《じゅんちょう》な高校生活を送っているように見える類《るい》くんでしたが、お母さんは気にしていることがありました。いじめがないのはよかったのですが、親しい友だちができないのです。会話が思うようにできない類《るい》くんにはしかたがないのかもしれませんが、てっちゃんや竜斗《りゅうと》くん、裕太《ゆうた》くんのような友だちがいればいいのにと思っていました。勉強も難《むずか》しいうえ、友だちもいないのではストレスがたまっているにちがいありません。ストレスが解消《かいしょう》できるなら乗馬もいいのでは思いました。お母さんは、チラシを配っている乗馬服の男性《だんせい》にたずねました。

「うちの子、高校一年生なんですが、自閉症《じへいしょう》という障《しょう》がいがあるんです。それでもだいじょうぶでしょうか？　馬に乗れるでしょうか？」

「ぜんぜん、だいじょうぶですよ。」

その男性《だんせい》は明るく答えました。自閉症《じへいしょう》がどんな障《しょう》がいなのか、わかっていないのかもしれません。でも、その言葉にお母さんはすがりたい思いでした。その人は、さらにいいました。

「うちの乗馬クラブでは、ぼくたちインストラクターが安全にサポートしますから、だいじょうぶです。乗馬は、楽しいですよ。一度、体験してみてください。お子さんは、お母さんといっしょのほうが安心ですよね。はい。」

と、もう一枚《まい》乗馬体験のチケットをくれたのです。

乗馬体験の日がやって来ました。お母さんは心配でなりませんでした。類《るい》くんは、小さな犬でさえこわいのです。馬の大きさにびっくりして、にげ出すかもしれません。きょうふのあまり、自分をおさえきれずにパニックになってあばれ出すかも……。そして落馬するかも……。

ところが類《るい》くんは、お母さんの心配をよそに、平気な顔で、馬の背中《せなか》にまたがったのです。とてもおだやかな表情《ひょうじょう》をしています。

馬がこわくなかったのは、視野《しや》がせまい類《るい》くんは、馬のおなかの部分しか見えなかったからなのかもしれません。それとも、畜産科《ちくさんか》もあるS高校で大きな牛を見慣《みな》れていたからでしょうか。

こうして、類《るい》くんは乗馬を始めることになりました。まさか、乗馬が類《るい》くんをさらに成長させてくれることになるとは、類《るい》くん本人はもちろんお母さんも、わかりませんでした。

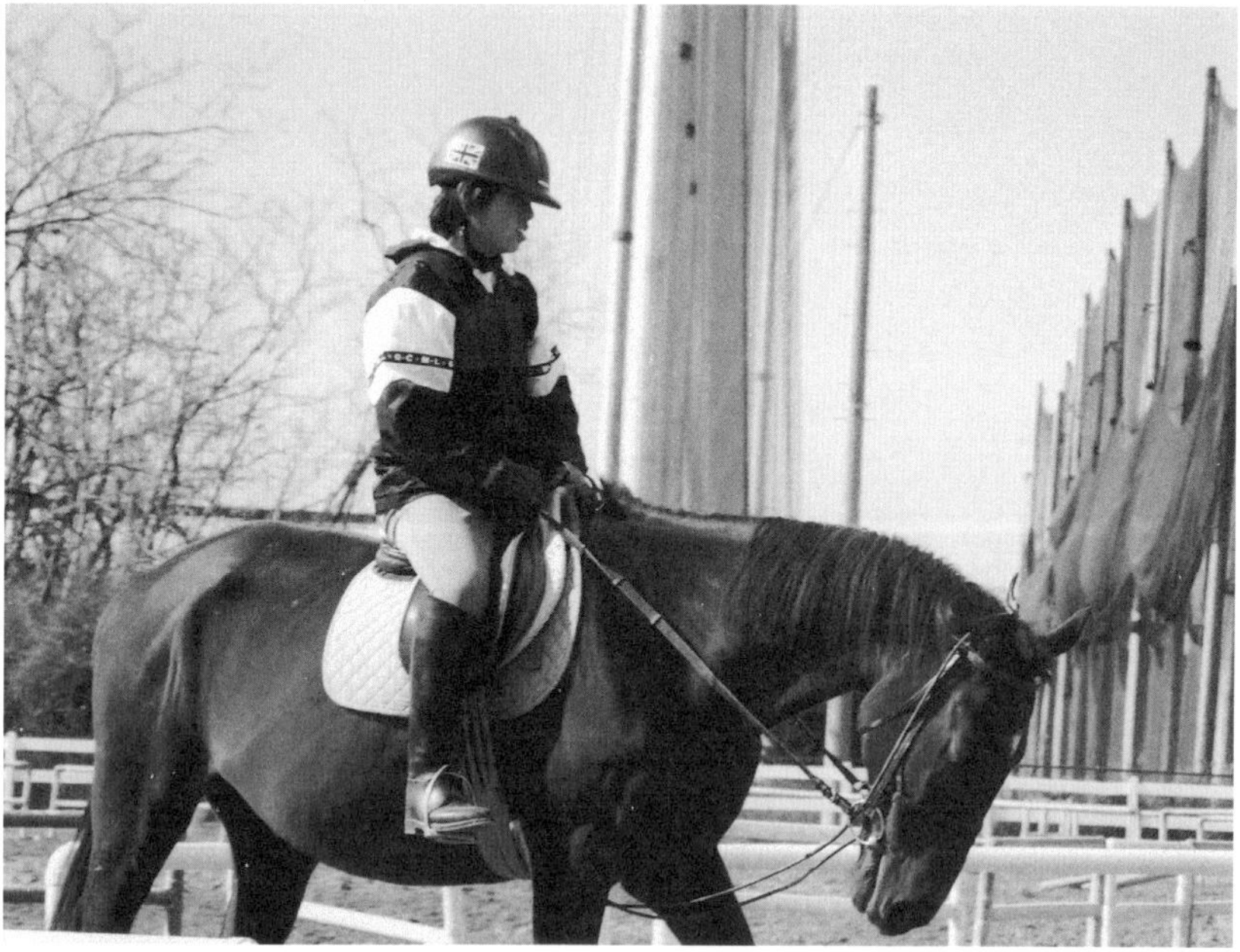

乗馬を始めた高校生のころ。ぐうぜん手にした１枚《まい》の乗馬体験のチケットが類《るい》くんの運命を変えたのです。

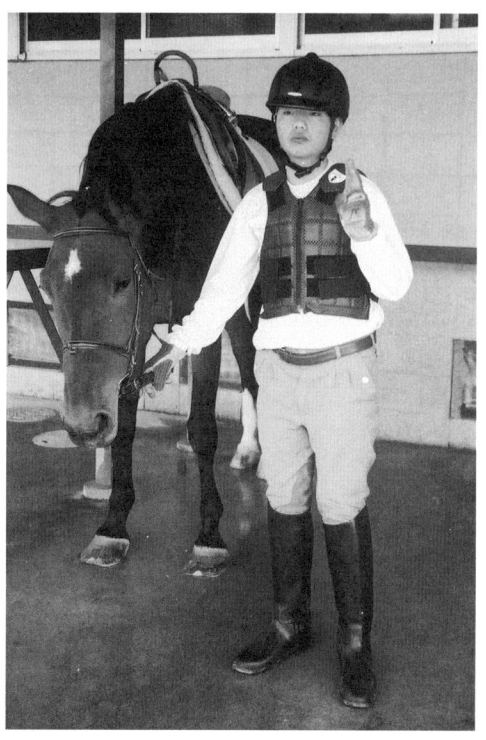

馬ともすぐに仲良くなり、どんどん上達していきました。

12　卒業できないかも

高校三年生になった類《るい》くんは、造園基礎《ぞうえんきそ》という科目を選択《せんたく》しました。造園基礎《ぞうえんきそ》は、数学などとちがって、くり返し教科書を読んで暗記さえすれば何とかなる科目だと思って選択《せんたく》したのですが、そうあまくはありませんでした。測量《そくりょう》の実習テストがあったのです。

類《るい》くんは、数字が理解《りかい》できない学習障《しょう》がいがあるので、測量《そくりょう》に必要な巻尺《まきじゃく》の目盛《めも》りも読めません。図形や線をまっすぐ引くこともできません。それなので制限《せいげん》時間内に測量《そくりょう》を終えることなど、とてもできないのでした。測量《そくりょう》の実習テストの結果は、だれからみても絶望的《ぜつぼうてき》なものでした。

類《るい》くんは、ただただがんばりました。家で測量計《そくりょうけい》の模型《もけい》をつくって、お母さんと測《そく》量《りょう》の練習をしました。放課後《ほうかご》は、先生も必死で練習につきあってくれました。

冬の寒い日に測量《そくりょう》の実習テストが校庭で行われました。最終のテストです。受けるのは類《るい》くんひとりだけです。この実習テストに合格《ごうかく》しないと卒業できません。

朝八時から、担任《たんにん》の先生が類《るい》くんの最終指導《しどう》をしてくれて、類《るい》くんは何度も測量《そくりょう》の練習をしました。

午後になり、いよいよ測量《そくりょう》の実習テストが始まりました。雪はどんどん降《ふ》り、風は身を切るように冷たい日でした。類《るい》くんの手は、すっかりかじかんでいます。

「スタート。」

試験官の先生は時計を片手に時間を計り、担任《たんにん》の先生は深刻《しんこく》な顔で、類《るい》くんを見守っています。

「側点1から、側点2に向かって……。」

自分を落ち着かせるためなのか、類《るい》くんの声はいつもより低めです。低く大きな類《るい》くんの声が冬の校庭にひびきます。

実習テストは終わりました。結果の発表は、数日後です。

結果を待ちながら、両親はそれぞれの心の中で、同じことを思っていました。（もし合格点《ごうかくてん》がとれなくて卒業できなくても、類《るい》はやれるだけのことはやった。それでよしとしよう。）

数日後、担任《たんにん》の先生から連絡《れんらく》がありました。

「類《るい》くん、合格《ごうかく》しました。大目に見たのではありません。測量《そくりょう》では多少の誤差《ごさ》はありましたが合格範囲《ごうかくはんい》です。制限《せいげん》時間もあと二秒ですが残っていました。奇跡《きせき》といいたいところですが、これは奇跡《きせき》ではなくて、彼《かれ》ががんばったからです。卒業できますよ。おめでとうございます。」

類《るい》くんは、S高校農業科を卒業しました。

卒業が決まったことを、類《るい》くんがずっと通っていた乗馬クラブの人たちも喜んでくれました。実は、ここに就職《しゅうしょく》が内定していたのです。正社員ではなく、まずは長期ア

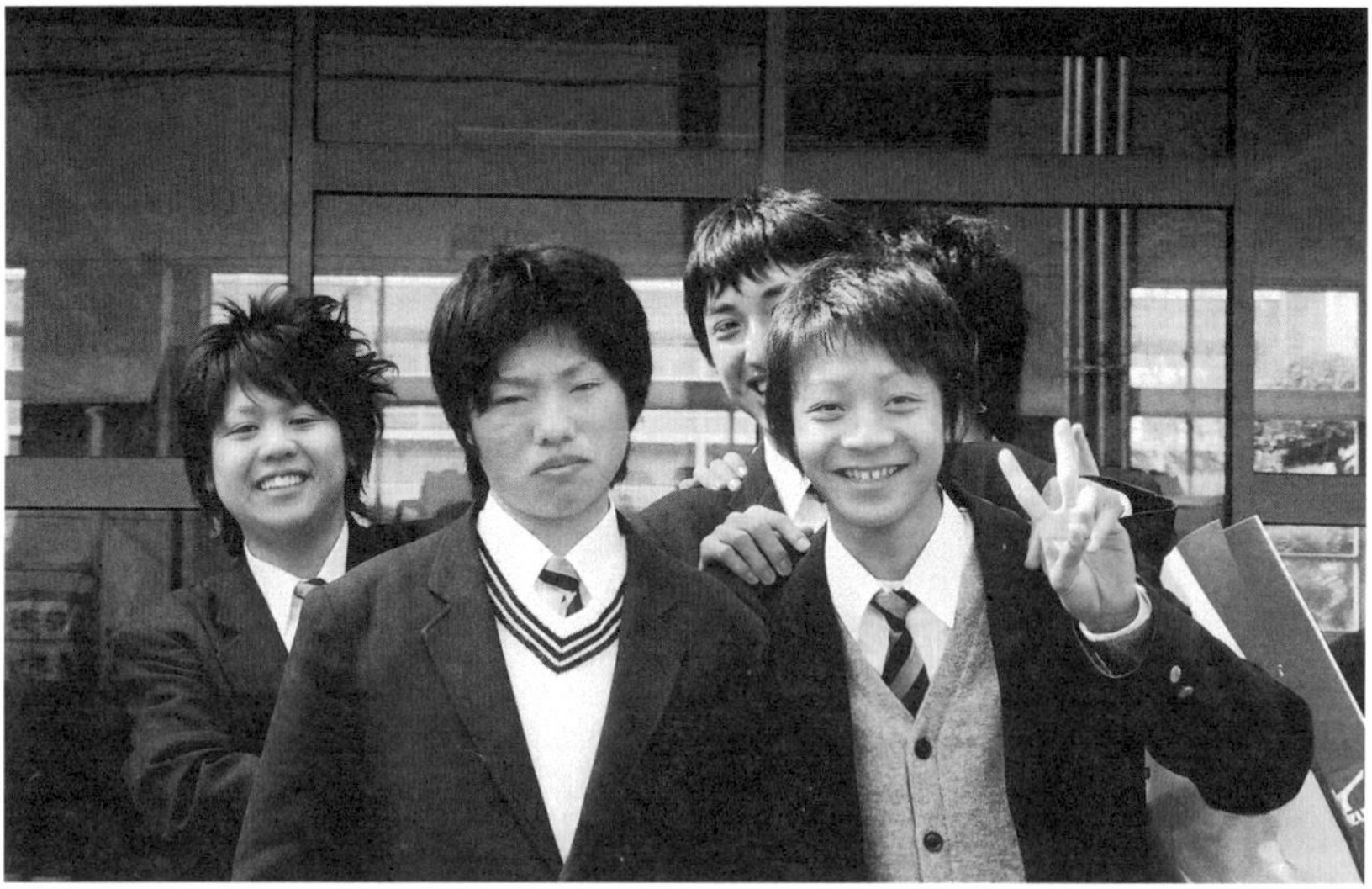

いつもゆかいでパワフルな高校のクラスメートたちと。

ルバイトとしての採用《さいよう》です。卒業できなければ、それも見送りになるかもしれませんでした。

就職《しゅうしょく》の内定が決まったとき、乗馬クラブの所長さんはお母さんにいいました。

「類《るい》くんのできることとできないことをふくめて、彼《かれ》の人となりをちゃんと見てきているから、ここで働いてもらうことに決めました。決して障《しょう》がい者《しゃ》としての特別採用《さいよう》ではありません。類《るい》くんは、すでにぼくたちの仲間です。」

三歳《さい》のときに、十三のすべての幼稚園《ようちえん》や保育園で入園を断《ことわ》られた類《るい》くん。自閉症《じへいしょう》のため、しゃべることもできなかった類《るい》くんでしたが、小学校で友だちと出会ったことをきっかけに、少しずつ自分のからを破《やぶ》ることができて、とうとう高校を卒業したのです。

そして、乗馬と出会ったことで、就職先《しゅうしょくさき》も見つかったのです。

とはいえ、類《るい》くんが自閉症《じへいしょう》であることには変わりありません。一生治らない障《しょう》がいをかかえていることは事実です。

類《るい》くんは、ときどき自分で自分をおさえきれなくなるときもあるので、心療内科《しんりょうないか》にずっと通わなくてはいけません。薬も飲み続けています。

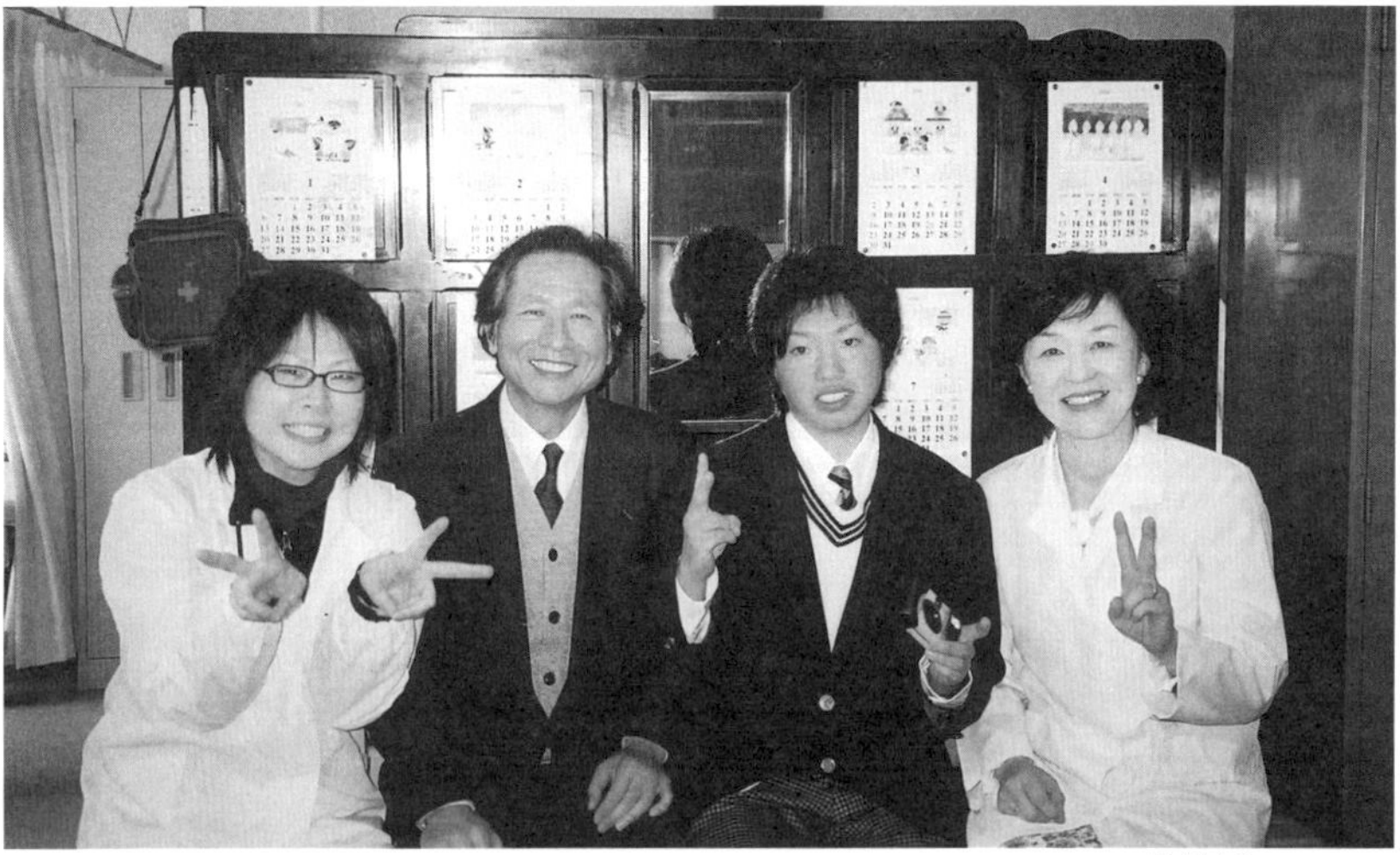

お世話になった保健室《ほけんしつ》の先生たちといっしょに。礼儀《れいぎ》正しい類《るい》くんにいつも優《やさ》しく接《せっ》してくれました。

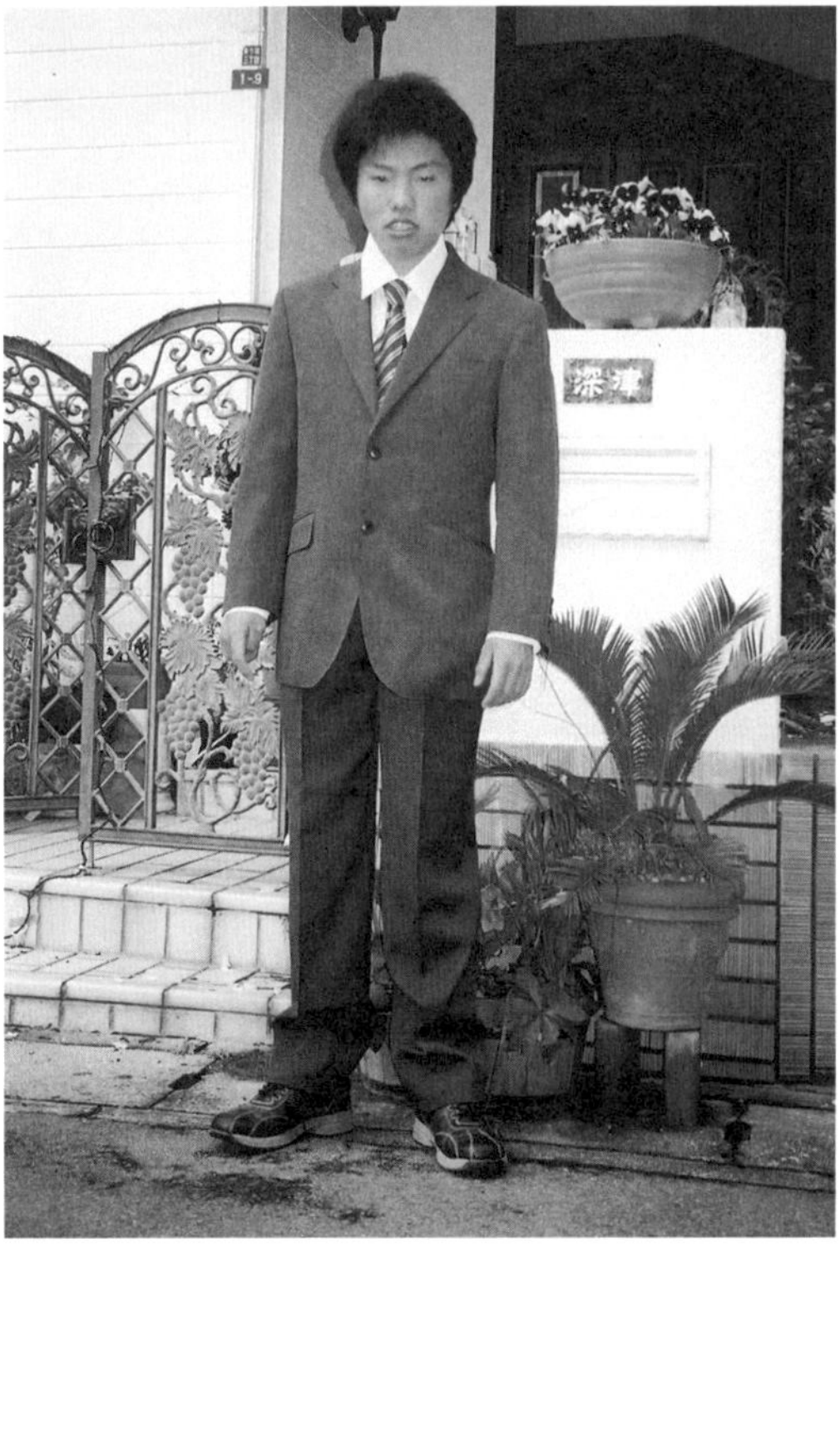

今日から社会人。背広姿《せびろすがた》もなかなか決まっています。

13　めざせ、スペシャルオリンピックス・世界大会！

類《るい》くんは、二十六歳《さい》になった今も、元気に乗馬クラブで働いています。

S高校農学科のときからはき慣《な》れた長ぐつ姿《すがた》で馬の世話をしたり、馬小屋をそうじしたり、馬のフンなどを取りのぞくきたない仕事もていねいにこなしています。同じことをくり返すことは得意《とくい》です。

気が荒《あ》れている馬をゆっくりなだめたり、鞍《くら》をつけたり、初心者のお客さんが馬に乗りやすいように乗り台を用意したりしています。

乗馬レッスンを終えた馬から鞍《くら》を外し、ていねいに馬の体をブラッシングしてやりながら、馬に「ごくろうさま。」と話しかけます。

乗馬クラブの仕事は、毎日しなければならないことがたくさんあり、大変です。

類《るい》くんの仕事はほとんどが屋外です。どんなに暑い日も、雪が降《ふ》りしきる寒い日も、類《るい》くんはもくもくと働いています。

仕事をこなしながら、その合間に乗馬の練習もし続けています。乗馬を始めたころは、馬と呼吸《こきゅう》を合わせたり、姿勢《しせい》を正して乗るということだけでも大変でした。馬の気持ちなんて、とてもわかりませんでした。

「馬の気持ちがわからなければ、うまく馬に乗れない。」と乗馬クラブの先輩《せんぱい》に教えてもらった類《るい》くんは、馬のようすに気を配るようになりました。おかげで馬だけではなく、人の気持ちも少しずつわかるようになりました。そして、がまんすることも、みんなに合わせて行動することも、少しずつですができるようになりました。

馬のようすに気を配れるようになると乗馬も上達して、いろいろな馬術競技《ばじゅつきょうぎ》に出場できるまでになりました。

馬術競技《ばじゅつきょうぎ》に出場するとなると、複雑《ふくざつ》なコースを事前に覚えなければなりません。最初は、それがなかなかできなくて、大変でした。今でも類《るい》くんにとって、そう簡単《かんたん》な

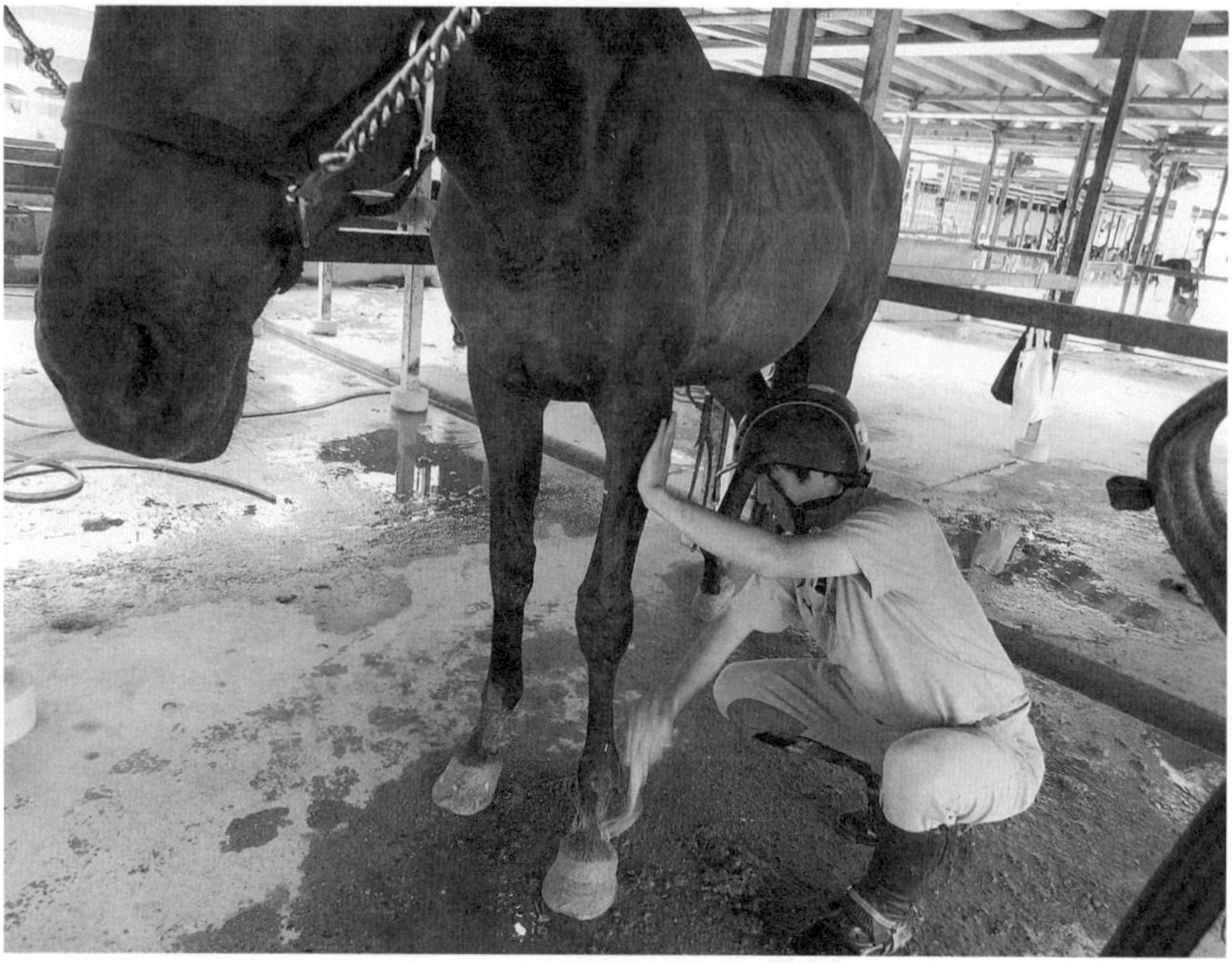

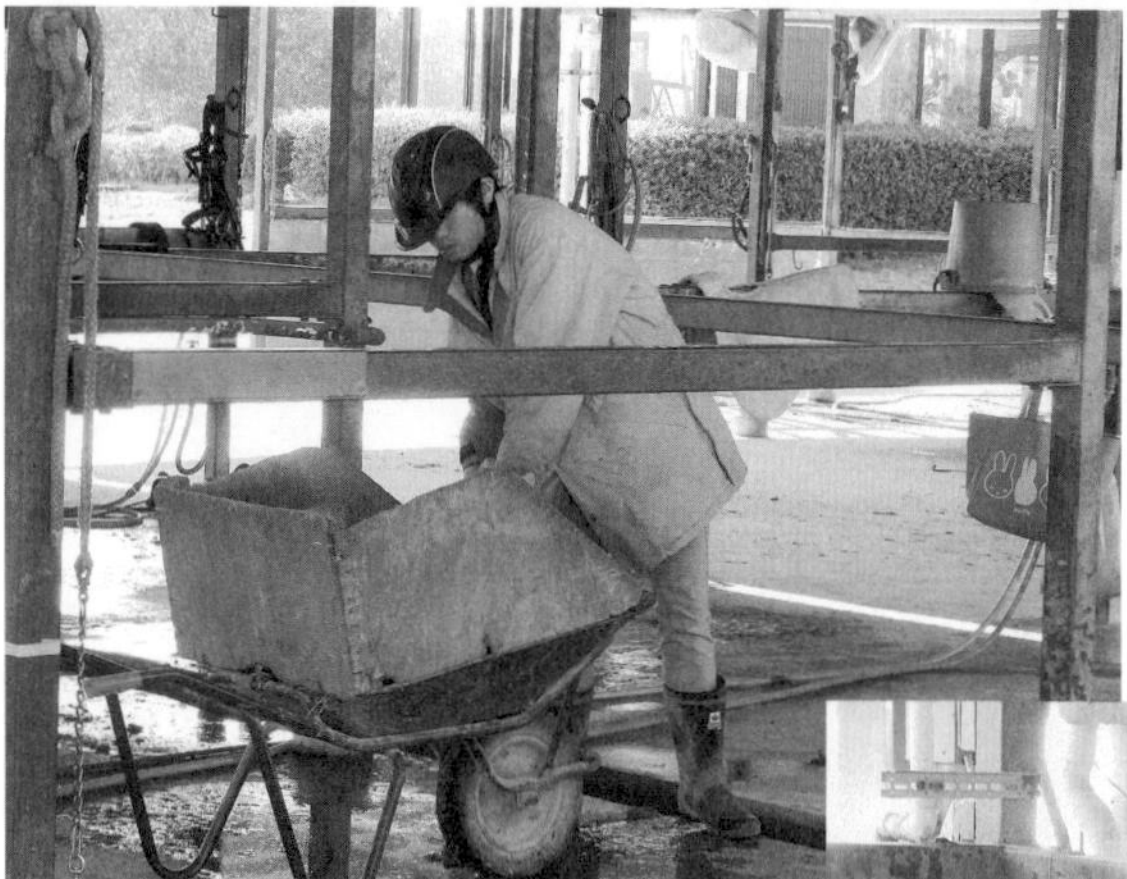

乗馬クラブでは、馬の世話から馬小屋の掃除《そうじ》まで、何でも一生懸命《いっしょうけんめい》に取り組みます。

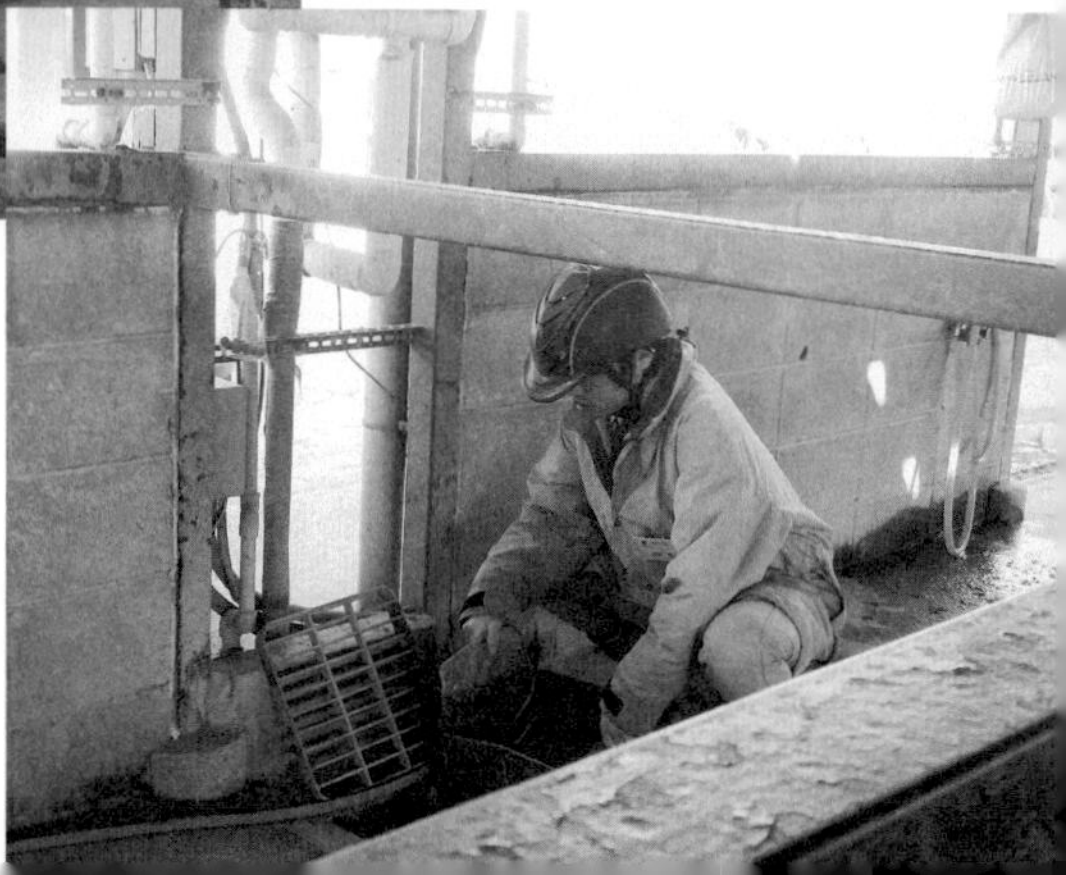

ことではありません。でも、類《るい》くんは、くり返し練習をがんばり続け、現在《げんざい》、日本の馬術競技会《ばじゅつきょうぎかい》の知的障《ちてきしょう》がい者《しゃ》部門のトップクラスにいます。

全国障《しょう》がい者馬術《しゃばじゅつ》大会では、常《つね》に優勝《ゆうしょう》しています。メダルの数が増《ふ》えていくのが、乗馬の練習のはげみになっています。

類《るい》くんの新たな夢《ゆめ》は、スペシャルオリンピックスの世界大会に出ることです。外国の人と、乗馬で友だちになりたいと思ったからです。

スペシャルオリンピックス（ＳＯ）は、一九六二年、当時、スポーツを楽しむ機会が少なかった知的障《ちてきしょう》がいのある人たちにスポーツを通じて社会参加を応援《おうえん》することを目的に、アメリカのユーニス・ケネディ・シュライバーさん（ジョン・Ｆ・ケネディ元大統領《だいとうりょう》の妹）が設立《せつりつ》し、その後、世界中に広がって、一九六八年に最初の国際《こくさい》大会が開かれました。

日本では一九九四年に、スペシャルオリンピックスの国際《こくさい》本部の正式認定《にんてい》を受けてスペシャルオリンピックス日本が発足しました。その後、二〇一二年からは公益財団《こうえきざいだん》法人《ほうじん》として認可《にんか》を受け、さらなる広がりを実現《じつげん》するための活動をしています。バルセロナオリンピック女子マラソンで銀メダルを、アトランタオリンピックで銅メダルをとった有森裕子《ありもりゆうこ》さんが、二〇〇八年に理事長に就任《しゅうにん》しています。

しかし、残念なことに、二〇一四年現在《げんざい》、馬術《ばじゅつ》は、スペシャルオリンピックスのナショナルゲーム（国内大会）に正式競技《きょうぎ》として参加することが認《みと》められていません。スペシャルオリンピックスのプログラムを実施《じっし》できる乗馬団体《だんたい》のある都道府県の数が、まだたりないのです。

類《るい》くんたちは、きっといつか馬術《ばじゅつ》が日本でスペシャルオリンピックスの正式競技《きょうぎ》になる日が来ると信じて、乗馬の練習に取り組んでいます。

二〇一四年十一月に、福岡《ふくおか》で行われた第六回スペシャルオリンピックス日本夏季ナショナルゲームに、馬術《ばじゅつ》がエキシビジョン競技《きょうぎ》（公式記録としない競技《きょうぎ》）として初めて実施《じっし》されました。

参加した選手は、十名。みんなじょうずな選手ばかりです。類《るい》くんも、兵庫県《ひょうごけん》代表としてたったひとり選ばれて、出場しました。そして、類《るい》くんはBSクラス（常歩《なみあし》・速歩《はやあし》を自力走行できる者）で、金メダルをとりました。

「次は、世界大会に向けてレッツゴーやね。」

みんなからそうはげまされた類《るい》くんは、

「はい。ぼく、世界大会に向けて、もっともっとがんばります。」

と、力強く答えました。

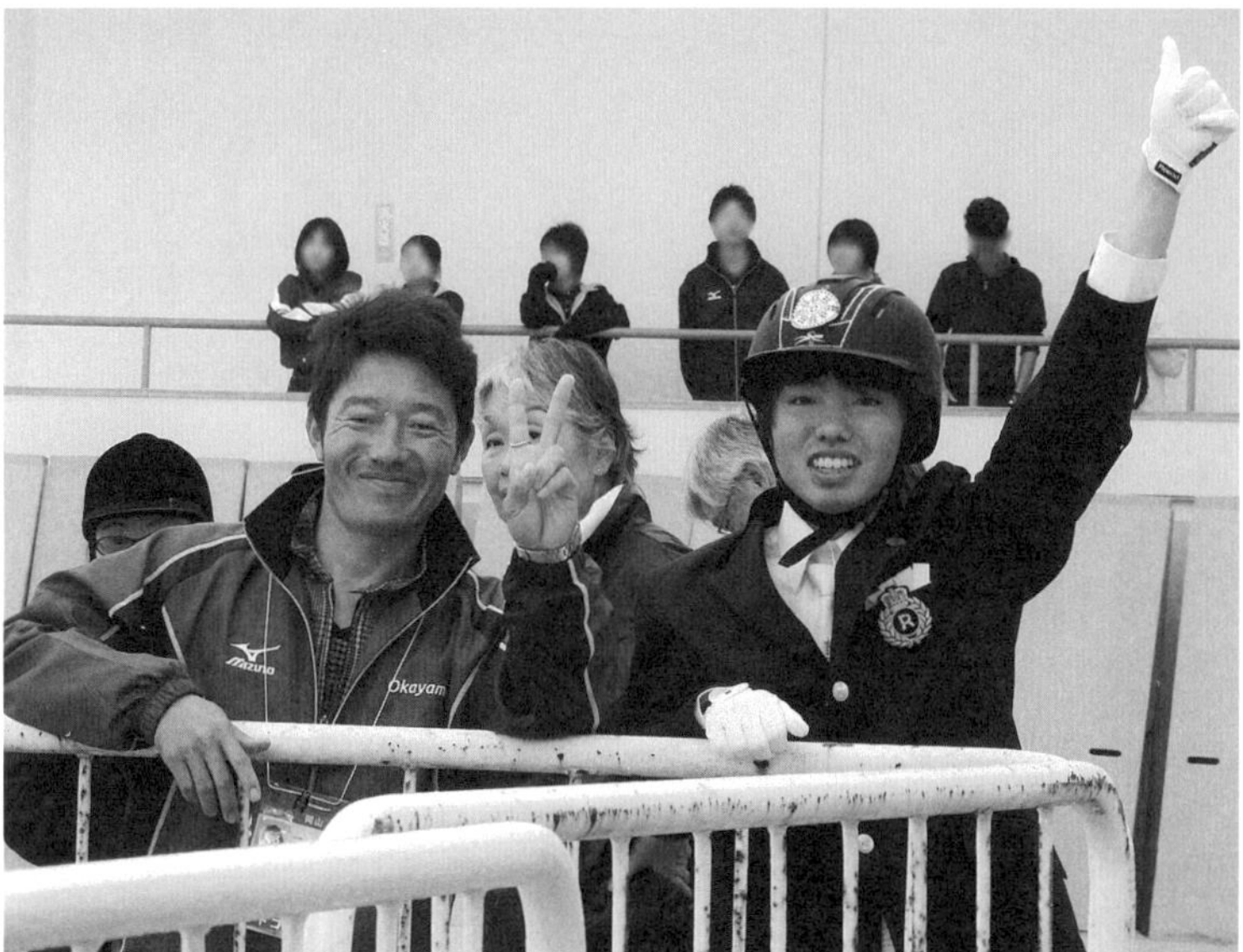

競技《きょうぎ》が終わってホットひと息。おもわず笑顔がこぼれます。

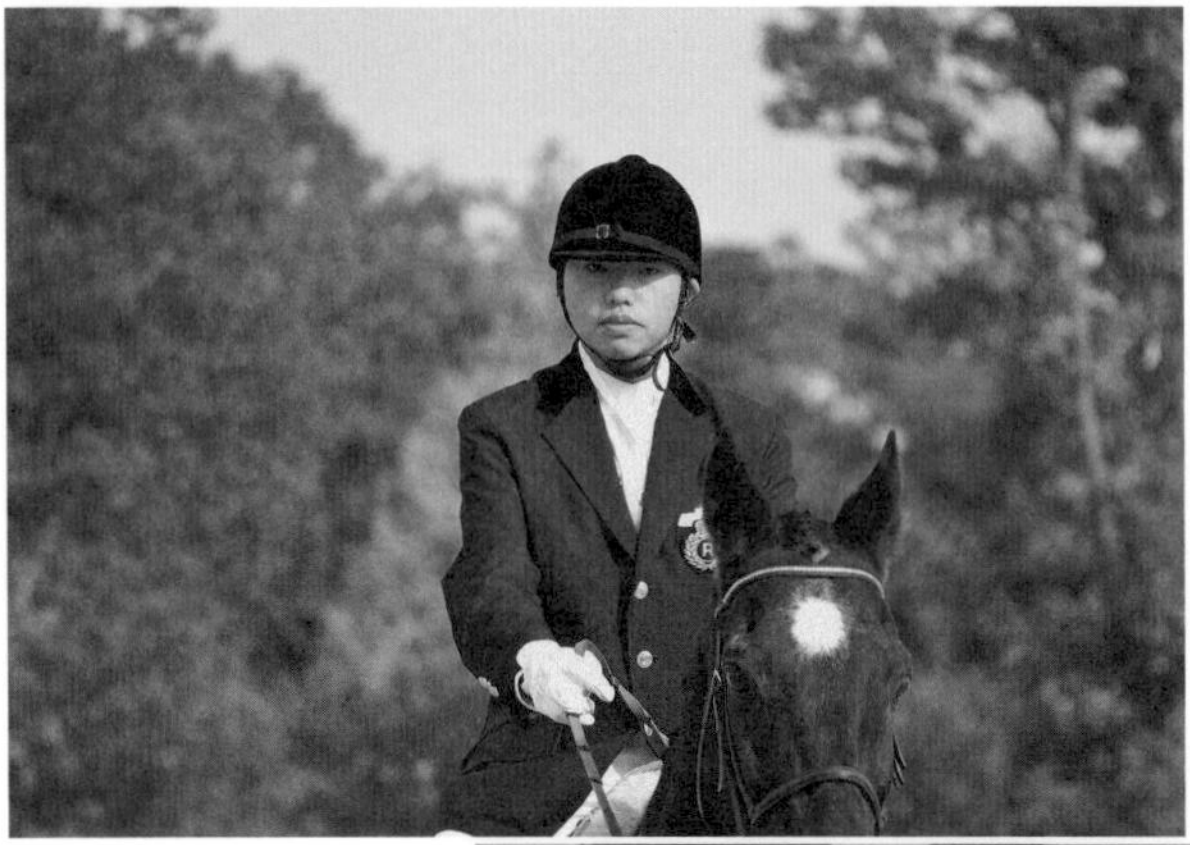

競技会《きょうぎかい》の出場回数も増《ふ》え、現在《げんざい》、日本の馬術競技会《きょうぎかい》の知的《ちてき》障がい者《しゃ》部門のトップにいます。

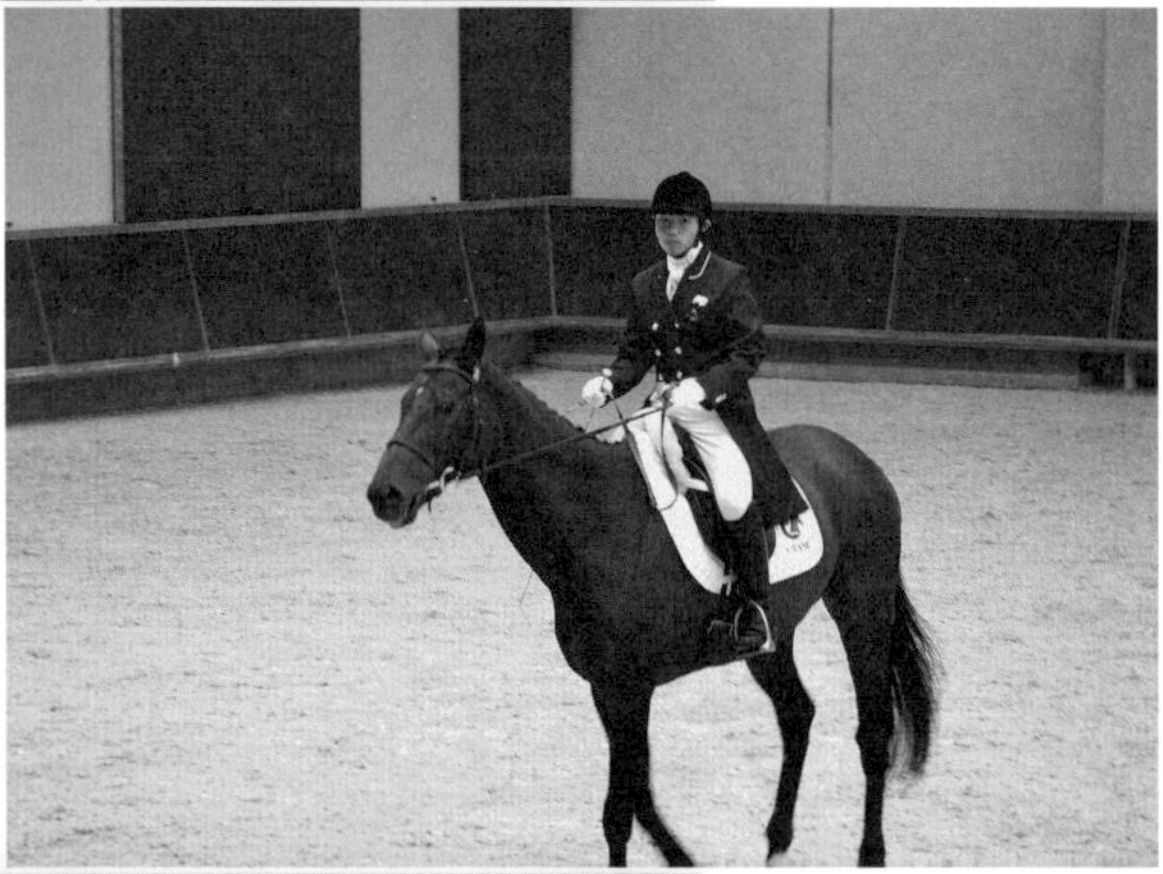

重心のバランスもバッチリ！

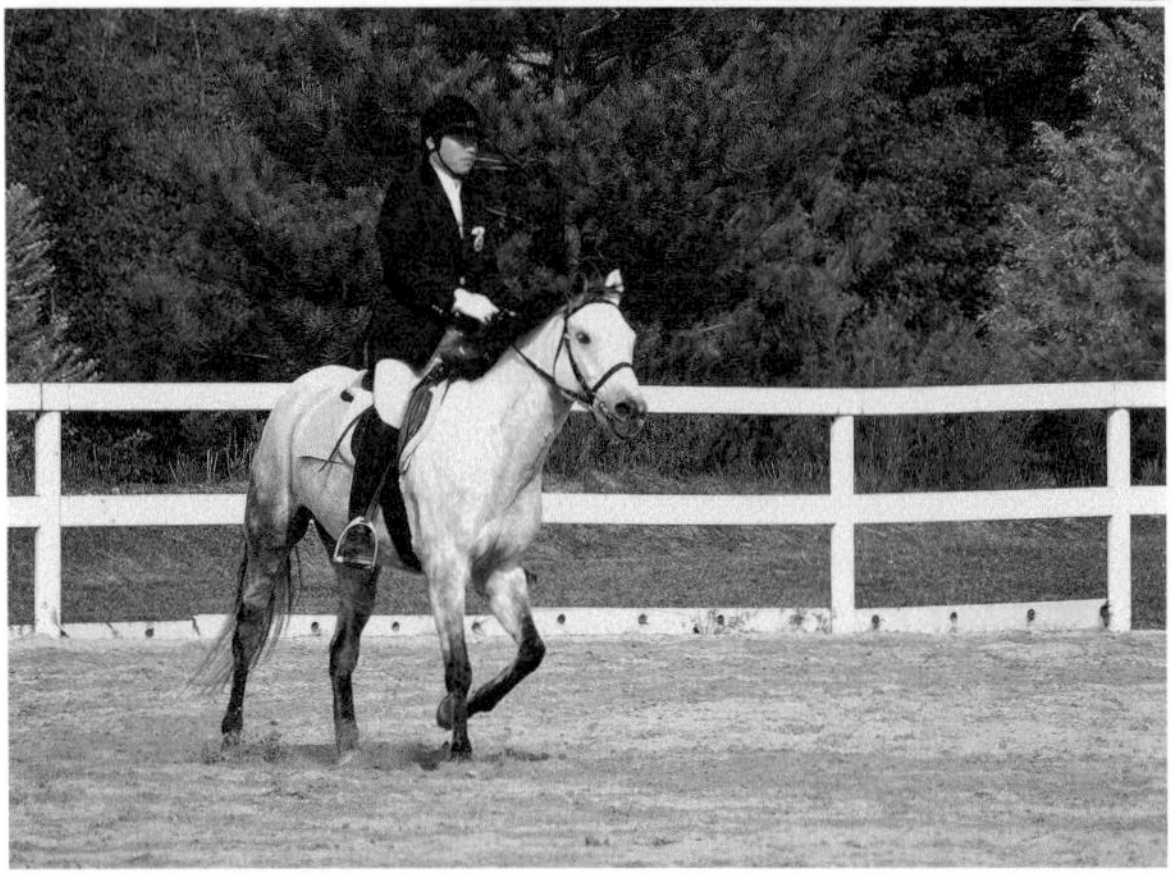

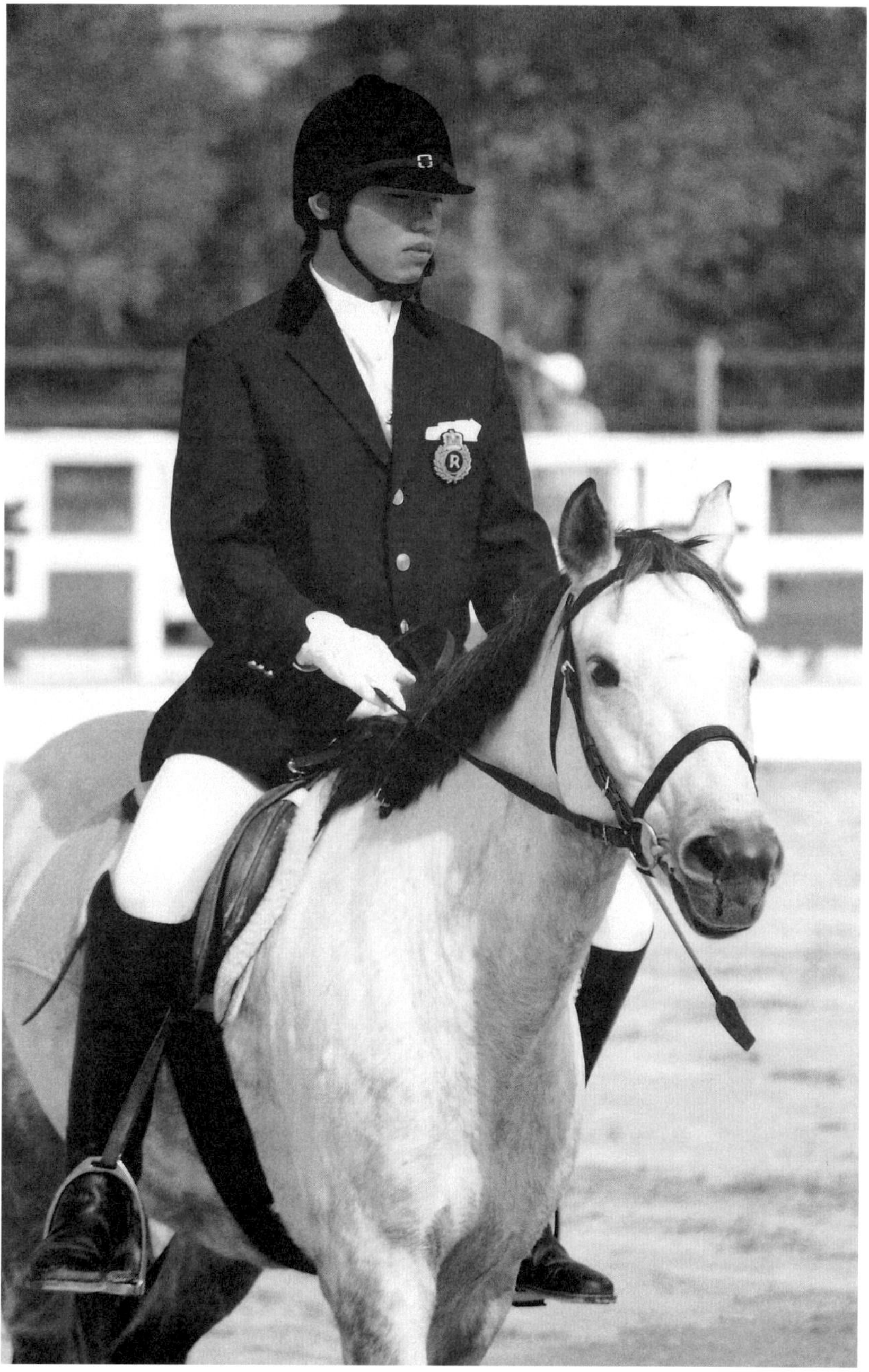

エピローグ

類《るい》くんが高校二年生のときに、類《るい》くんを必死で見守ってきたお母さんが大腸《だいちょう》ガンになりました。すぐに子宮《しきゅう》ガンも見つかりました。手術《しゅじゅつ》で乗り越《こ》えたもの三年後に、肝《かん》臓《ぞう》ガンが見つかって、肝臓《かんぞう》の一部と胆《たん》のうを切除《せつじょ》する手術《しゅじゅつ》も受けました。

明るく、いつも家族の中心にいるお母さんの度重《たびかさ》なる手術《しゅじゅつ》に、家族はうろたえましたが、類《るい》くんの妹うららさんは、小さいころからの決意を再確認《さいかくにん》しました。

「もし、迷惑《めいわく》なぐらい元気者のお母さんがたおれてしまったら、お兄ちゃんのめんどうは、わたしが見なければ……。」

彼女《かのじょ》が初めてそう思ったのは、まだ小学生のころのことです。

ある日、家に帰ると、当時中学生だった類《るい》くんが足からたくさんの血を流しながら、平気な顔でパソコンのキーボードをたたいているのを発見しました。類《るい》くんには普通《ふつう》の人が痛《いた》いと感じる痛点《つうてん》がないので、大けがをして出血していても、平気なのです。ゆかには足から流れ出した大量の血がたまっていました。うららさんはびっくりしましたが、そのとき、ほかの家族は家にいませんでした。うららさんは、あわてて類《るい》くんの足の傷《きず》の手当をしたのですが、家族のうち一人は、医学的にお兄ちゃんをサポートできる人がいるべきだと、そのとき強く思ったそうです。

兄思いの彼女《かのじょ》は、看護《かんご》学校への進学を目指しました。推薦《すいせん》入試を受けるときに次の作文を提出《ていしゅつ》しました。

わたしの兄は、自閉症《じへいしょう》という障《しょう》がい者《しゃ》です。ケガをしたり、体調をくずしたときも、自分ではよくわからないのです。医師《いし》に自分で症状《しょうじょう》を伝えることもできないのです。これでは手おくれになることがあるかもしれません。わたしは看護師《かんごし》になって、大好きな兄の声になってやりたいです。また、兄と同じようにうまく症状《しょうじょう》を伝えられない障《しょう》がいをもった人や、外国人、高齢者《こうれいしゃ》の声が聞けるような人になりたいです。兄といっしょに育ってきたわたしだからこそできることが、きっとあると思います。だから、わたしは看護師《かんごし》を目指します。

看護《かんご》学校へ入学した後、看護師《かんごし》国家試験に向けて猛《もう》勉強を始めた妹のうららさんに、類《るい》くんはパソコンで手紙を書きました。

うららちゃん、
十七歳《さい》になりましたね、おめでとう。
看護師《かんごし》になるための勉強は大変だと思いますが、がんばってください。
人の役に立てる仕事は、自分の役にも立ちます。
いっしょうけんめいは大切です。

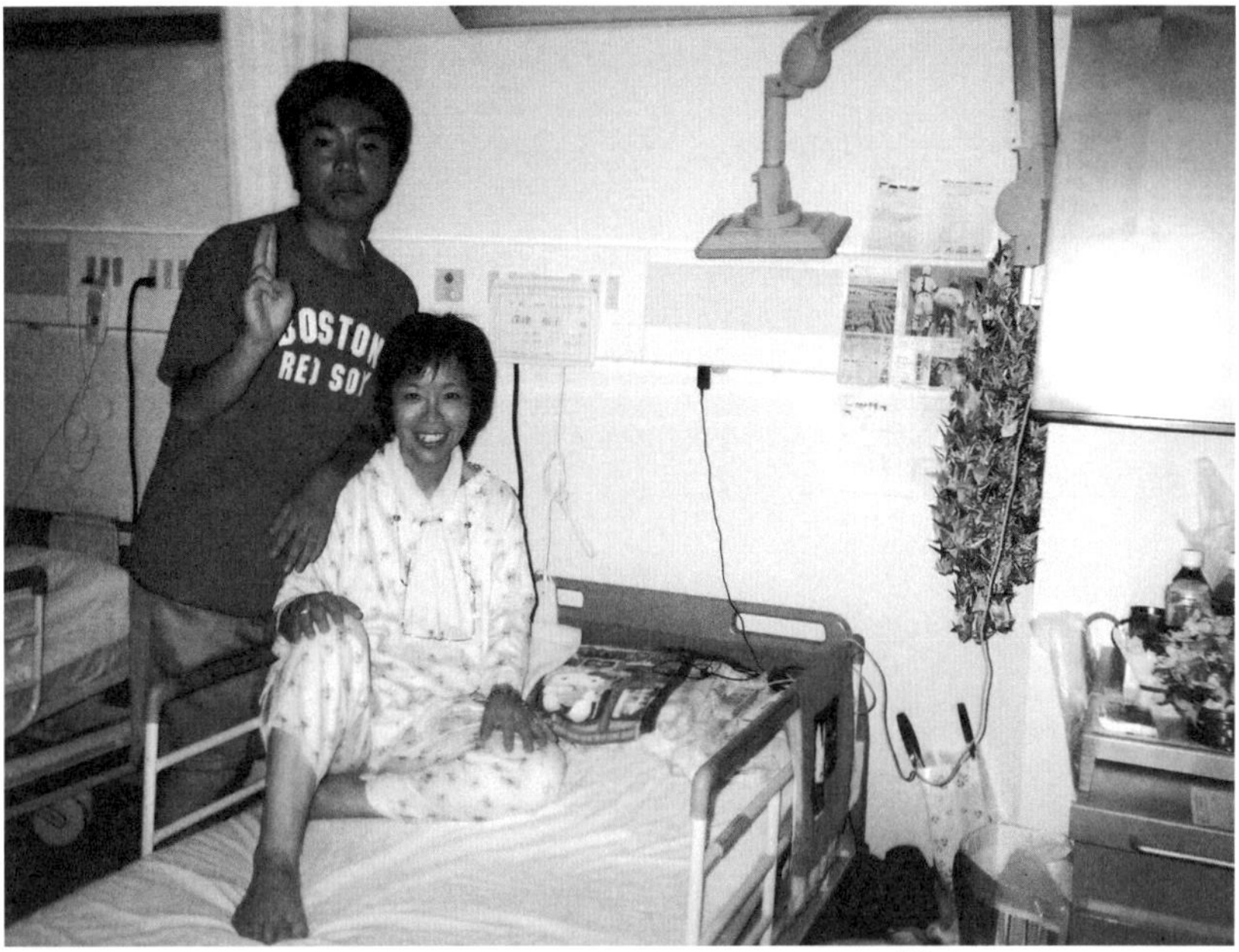

超《ちょう》元気印のお母さんが入院。何度かの大きい手術《しゅじゅつ》も受けましたが、持ち前のガッツと明るさで乗り越《こ》えました。

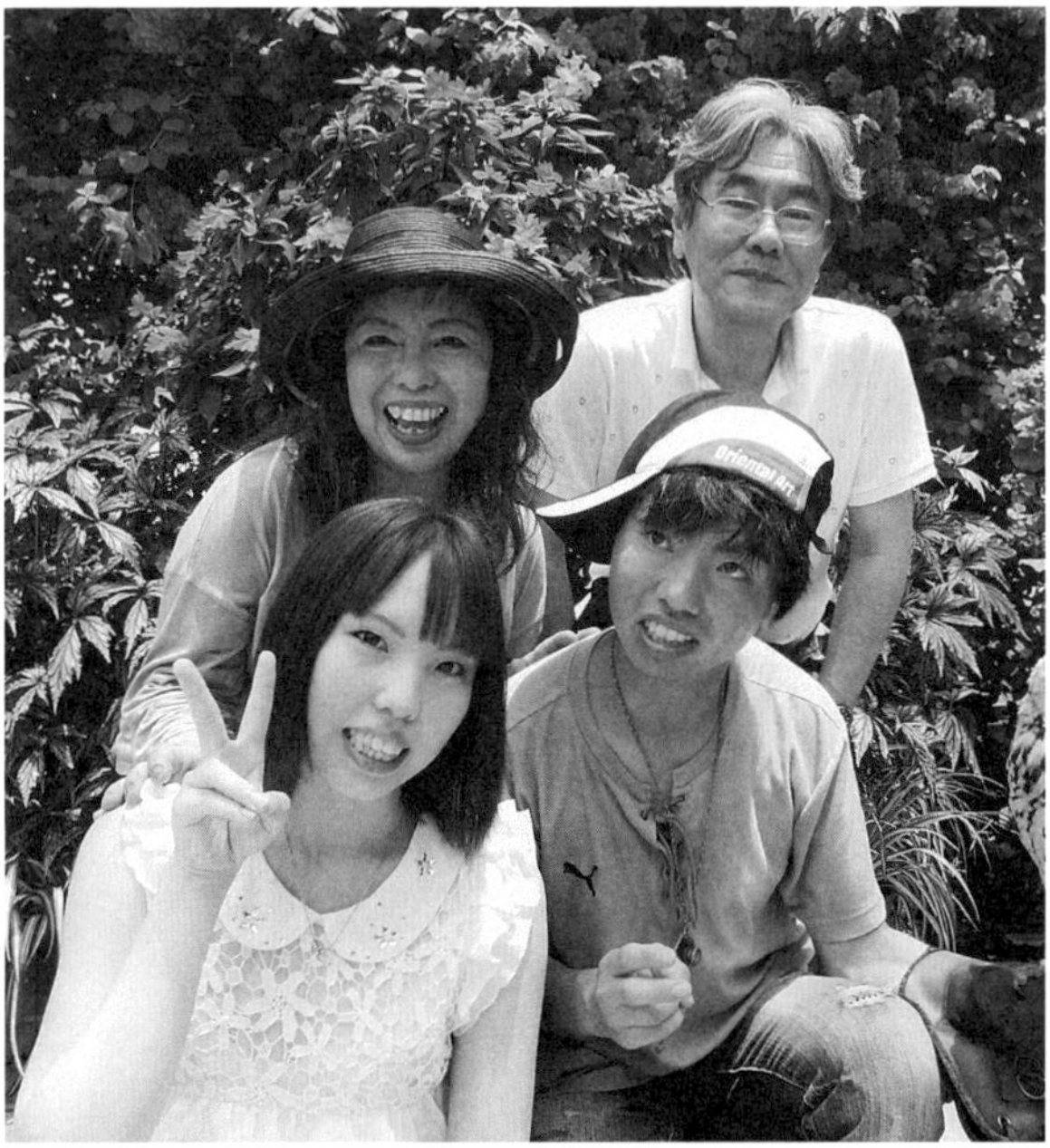

いつも類《るい》くんを応援《おうえん》している大切な家族。これからもずーっといっしょ。

類《るい》くんは、パソコンで手紙をよく書きます。パソコンは中学三年のころから使っています。英語のアルファベットはすぐに覚えることができたのです。

お母さんが退院《たいいん》したあと、入院中に同室だった患者《かんじゃ》さん全員に、類《るい》くんはパソコンで書いた手紙を届《とど》けに行ったこともありました。

そのうちのひとりから「手紙うれしかった。」というメールがお母さんに届《とど》いて、お母さんはびっくりしたそうです。そのときの手紙には、こう書いてありました。

ミスチル（四人グループの歌手ミスターチルドレンのこと）の、
『スーパーマーケットファンタジー』という
アルバムの中にある『ギフト』という曲の歌詞《かし》にもあるように、
いちばんきれいなものは何だろうか、
色はなんだろうにもあるように、
苦しいことを乗り越《こ》えてがんばる人を見ると、

原動力になると思います。

これからの入院生活は、手術《しゅじゅつ》、食事なし、家事はできないなど、辛《つら》いことがあると思います。

三年前と、先月に入院したことがあるぼくのお母さんも、耐《た》えながらがんばりました。

売店で買ったり、スーパーの惣菜《そうざい》を食べたりしながら、元のような生活をしたいなら、入院して手術《しゅじゅつ》をしないといけないので、大変ですが、がんばってください。

七草がゆがだめなら、もう水だけの生活になるけれど、がんばってほしいです。


（原文のまま）

類《るい》くんは、とても礼儀《れいぎ》正しい青年になりました。言葉づかいもていねいです。人を疑うことを知りません。人のことを思いやることができて、とてもやさしく、まっすぐな心をもっている青年です。自閉症《じへいしょう》という障《しょう》がいをもって生まれた類《るい》くんですが、小学校での友だちとの出会いをきっかけに、自分以外の世界があることを知りました。中学校では、死と背中《せなか》合わせのいじめにあいましたが、乗り越《こ》えました。

多動性《たどうせい》で集中することが苦手な類《るい》くんが、入りたい高校を見つけ、心からその高校に入りたいと願って、人の何倍も努力することで、自分を取り囲んでいた自閉症《じへいしょう》のかたい「から」から、自力で外に出ることができたのです。

乗馬と出会った類《るい》くんの夢《ゆめ》は、スペシャルオリンピックスの世界大会に出場することです。四年に一回、世界大会が開催《かいさい》されています。

「ぼく、四十歳《さい》までに世界大会に行きます。行って、世界の人たちと競争して、優勝《ゆうしょう》します。

それまでは、馬といっしょに働いて、馬といっしょに練習します。」

知的障《ちてきしょう》がい者《しゃ》たちが乗馬を体験できる場所は国内には少ないようです。

類《るい》くんは、仲間たちと力を合わせて知的障《ちてきしょう》がい者《しゃ》が乗馬ができるセラピー牧場をつくりたいそうです。

「セラピー牧場は、乗馬もできます。

畑もできます。

野菜も売ります。

ぼくは、仲間とそこに住みます。

そこは、だれでも来られる楽しい場所です。」

類《るい》くんは、馬と農園と温泉がいっしょになった馬ランドをつくりたいようです。類《るい》くんだからこそ、ひらめいた大きな夢《ゆめ》です。

広い土地があれば、そして、応援《おうえん》してくれる企業《きぎょう》や支《ささ》えてくれる人たちがいれば、その夢《ゆめ》は実現《じつげん》できるのではないでしょうか。

小さいときから絵が大好きだった類《るい》くんは、ときどき絵の個展《こてん》を開いています。


「セラピー農園で個展《こてん》を開きます。

おいしいランチも食べられるようにします。

畑の体験もできます。」


自閉症《じへいしょう》は、病気ではなく障《しょう》がいだから治らないといわれた類《るい》くんの夢《ゆめ》は、限《かぎ》りなく広がっていきます。

がんばれ、類《るい》くん！

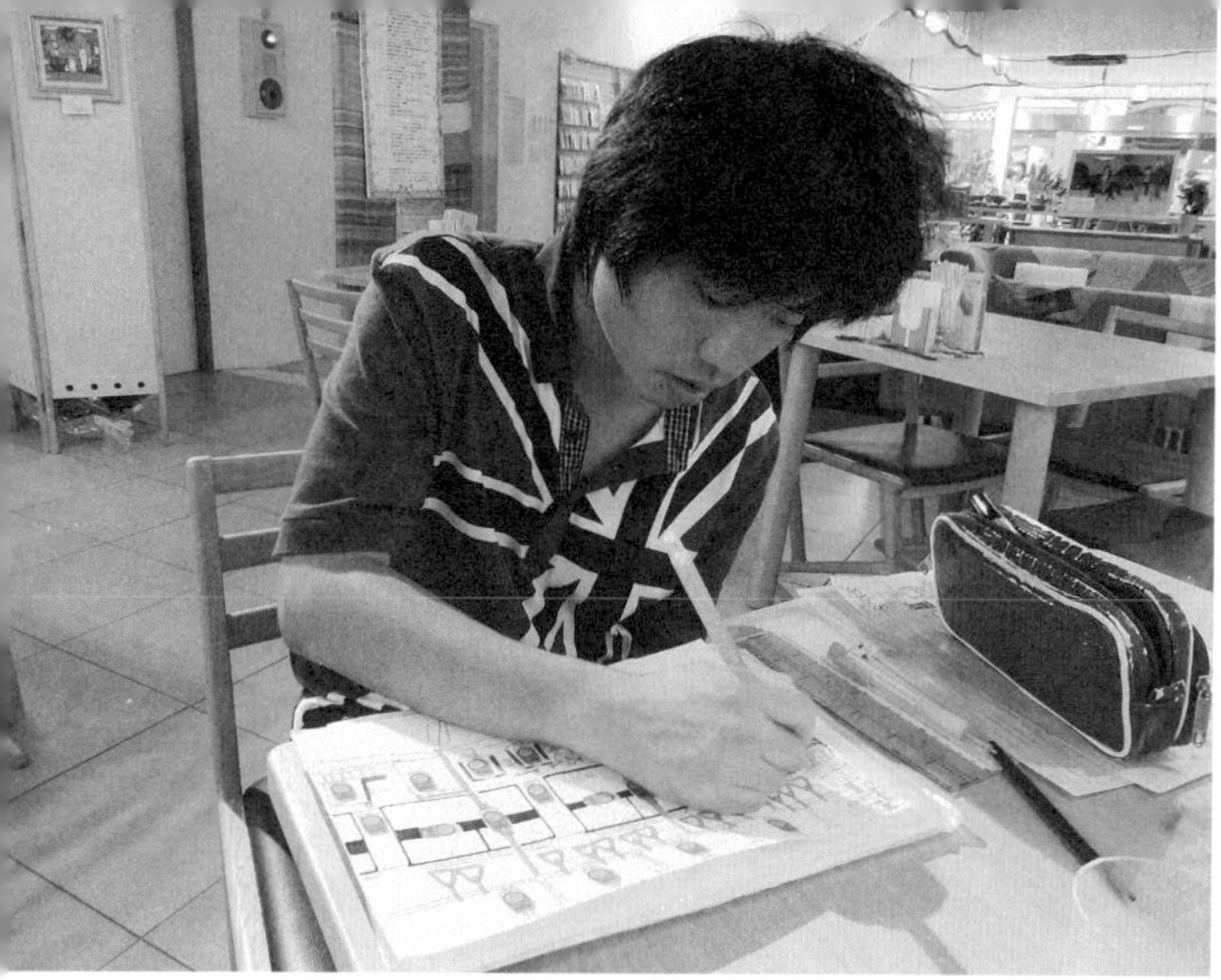

小さいころから絵をかくのが大好きだった類《るい》くん。今では、個展《こてん》も開くようになりました。
馬と農園と温泉がいっしょになった「馬ランド」をつくるのが類《るい》くんの夢《ゆめ》です。

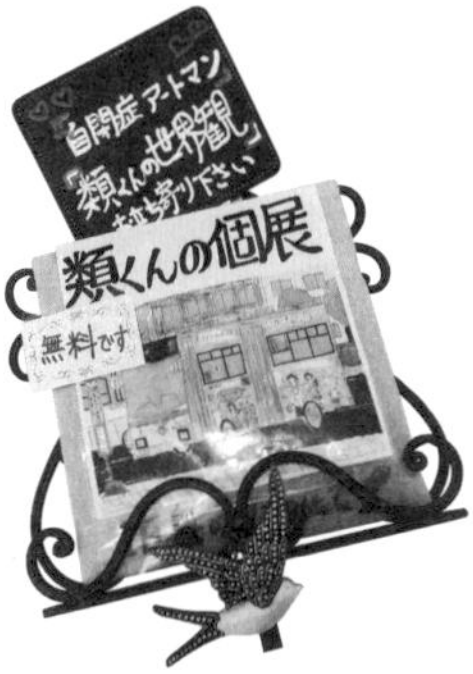
自閉症 アートマン
「類くんの世界観」
類くんの個展
無料です

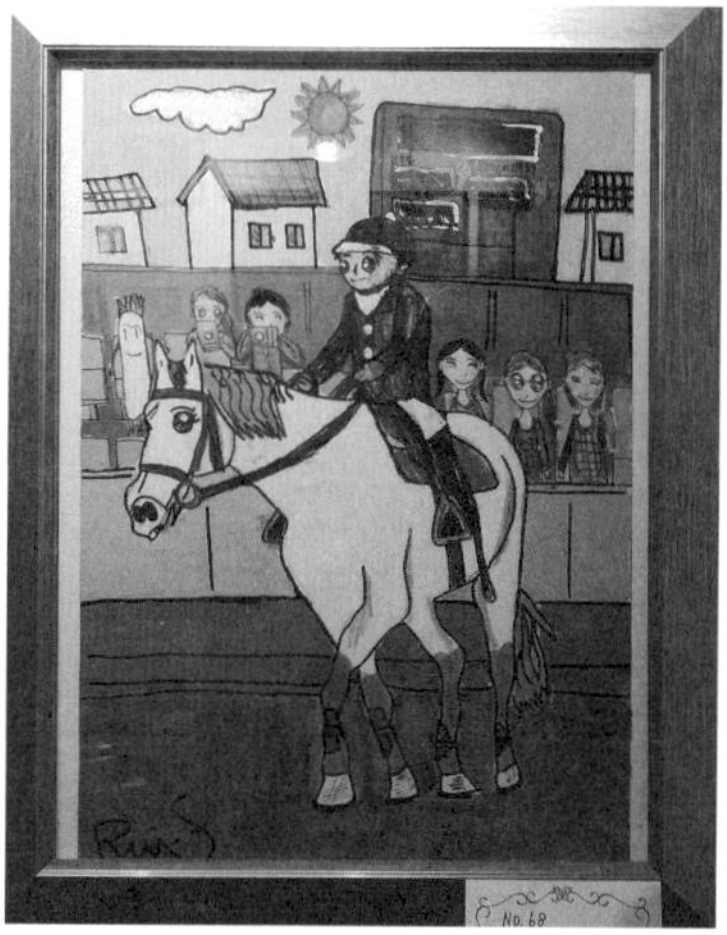

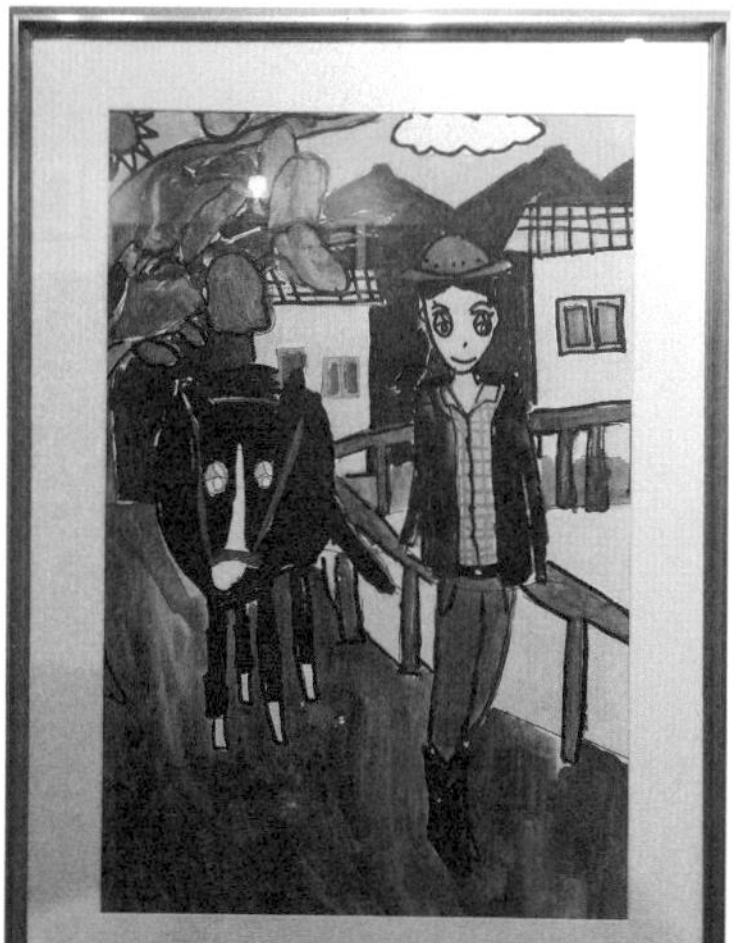

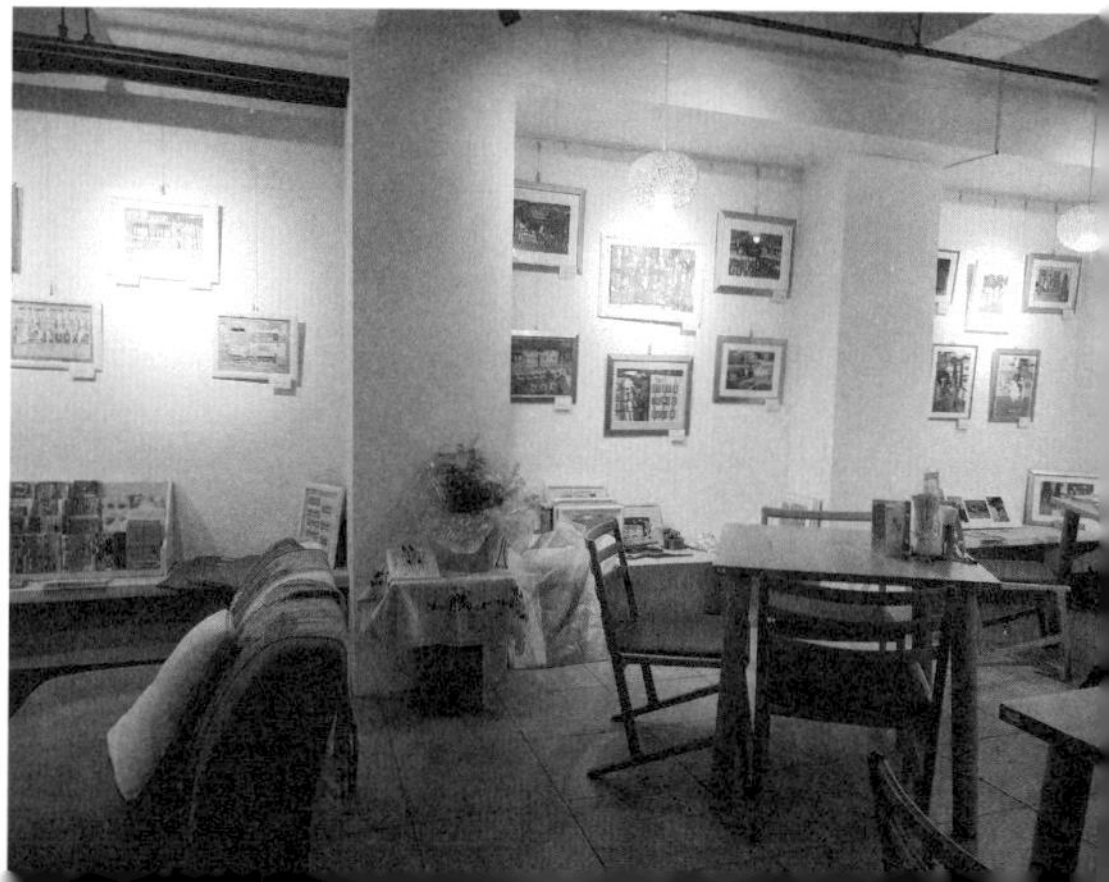

おまけ

類《るい》くんの働いている乗馬クラブに、はるみくんという五年生の男子が練習に来ています。この子が類《るい》くんについて、こんな作文を書いて、学校に提出《ていしゅつ》しました。

お兄さんと共に……

ぼくとお兄さんが出会ったのは、ライディングクラブに通いはじめたのがきっかけでした。

初めてお兄さんに出会ったとき、ぼくが、

「こんにちは。」とあいさつしたら、お兄さんも、「こんにちは。」と返事をしてくれました。

この返事を聞いたとき、（ああ、この人は障害《しょうがい》をもっているんだ。）とぼくは思いました。

初めは何を話したら良いのか分かりませんでした。

それでもぼくは、お兄さんを見かけるたびに元気よくあいさつを続けていました。毎日出会うたびに話しかけました。

これをきっかけに、お兄さんとぼくは少しずつ仲良くなっていきました。

するとある日、お兄さんは笑顔で返事をしてくれるようになっていました。笑顔で話せるようになるまでも、お兄さんはぼくの準備《じゅんび》を手伝ってくれたりして、いつでもぼくに優《やさ》しく接《せっ》してくれていました。

そして、暑い日も寒い日も毎日毎日、あせを流しながら働いていました。文句ひとついわず、いわれたことをしながら、自分で気がついたことを順番にやっていました。同じ会社の人たちも、いつでも、一生懸命《いっしょうけんめい》働いている姿《すがた》を見ているからこそ、お兄さんに色々な仕事を与えているんだと思いました。

夢《ゆめ》に向かって努力している姿《すがた》は、本当にかっこ良いです。

たくさんの勇気がもらえるから、ぼくも「全力でがんばろう。」と思えます。

みなさんも、外出先や習い事で障害《しょうがい》をもった方に出会ったりすると、『この人障害《しょうがい》者《しゃ》や』と思うことがあるかもしれません。でも、障害《しょうがい》をもつひとりひとりの人にも、自分の夢《ゆめ》や、目標《もくひょう》にしていることもあるのです。僕《ぼく》たちと同じように。

お兄さんがぼくに教えてくれたことは、障害《しょうがい》がある人もぼく達も同じなんだということです。できることがほんの少しちがう、それだけのことです。

ぼくにできることは、がんばっているお兄さんのことを心の底から見守って、応《おう》えんしてあげることです。そして、ぼくにできないことがある時は、これからもお兄さんの力を借りて助けてもらいます。

『障害《しょうがい》あっても関係ない！』

お兄さんは、ぼくのたいせつな友達です。


（原文のまま）

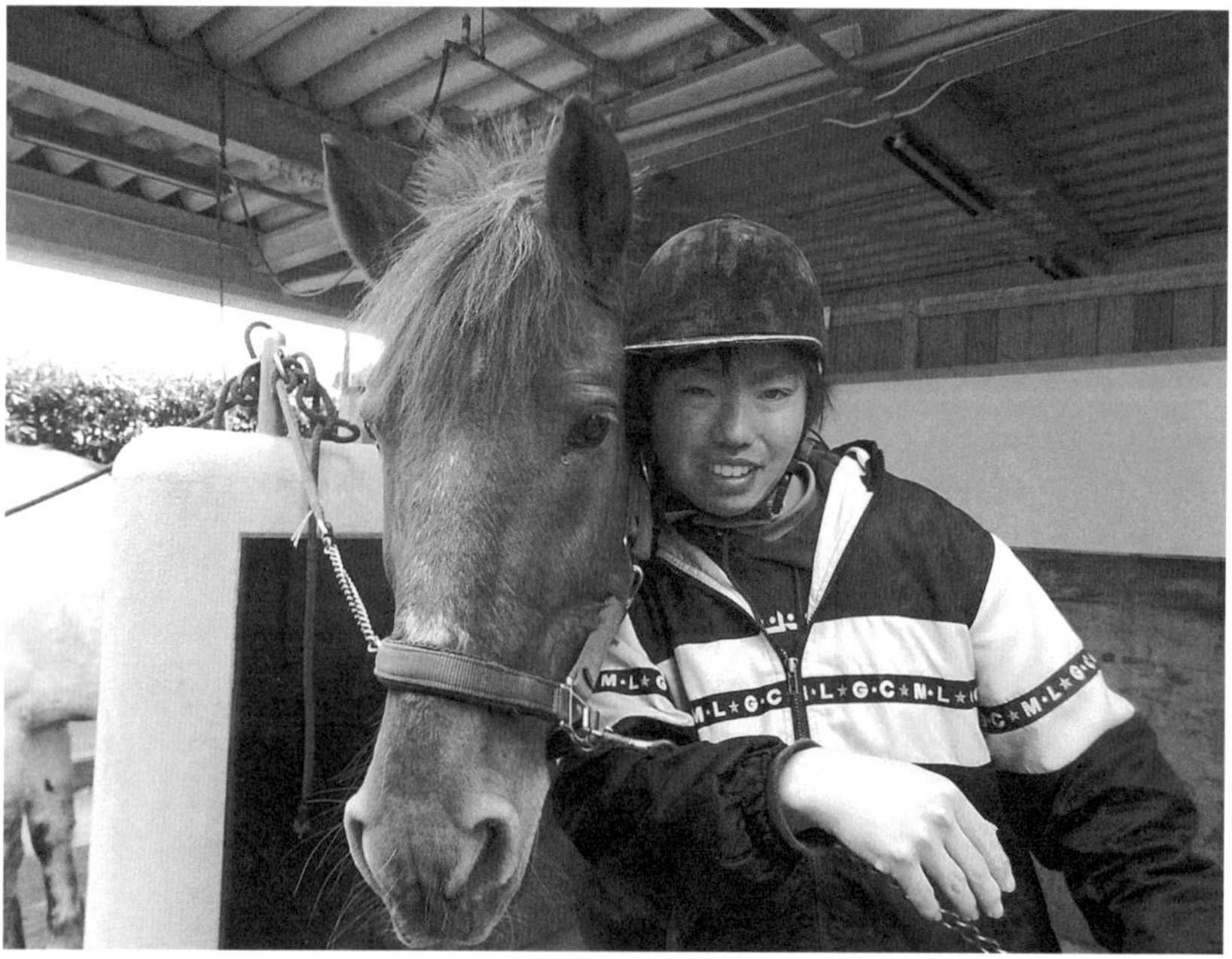

乗馬クラブでは、馬といっしょに働いて、馬といっしょに練習します。馬と類《るい》くんの相性《あいしょう》はピッタリです。

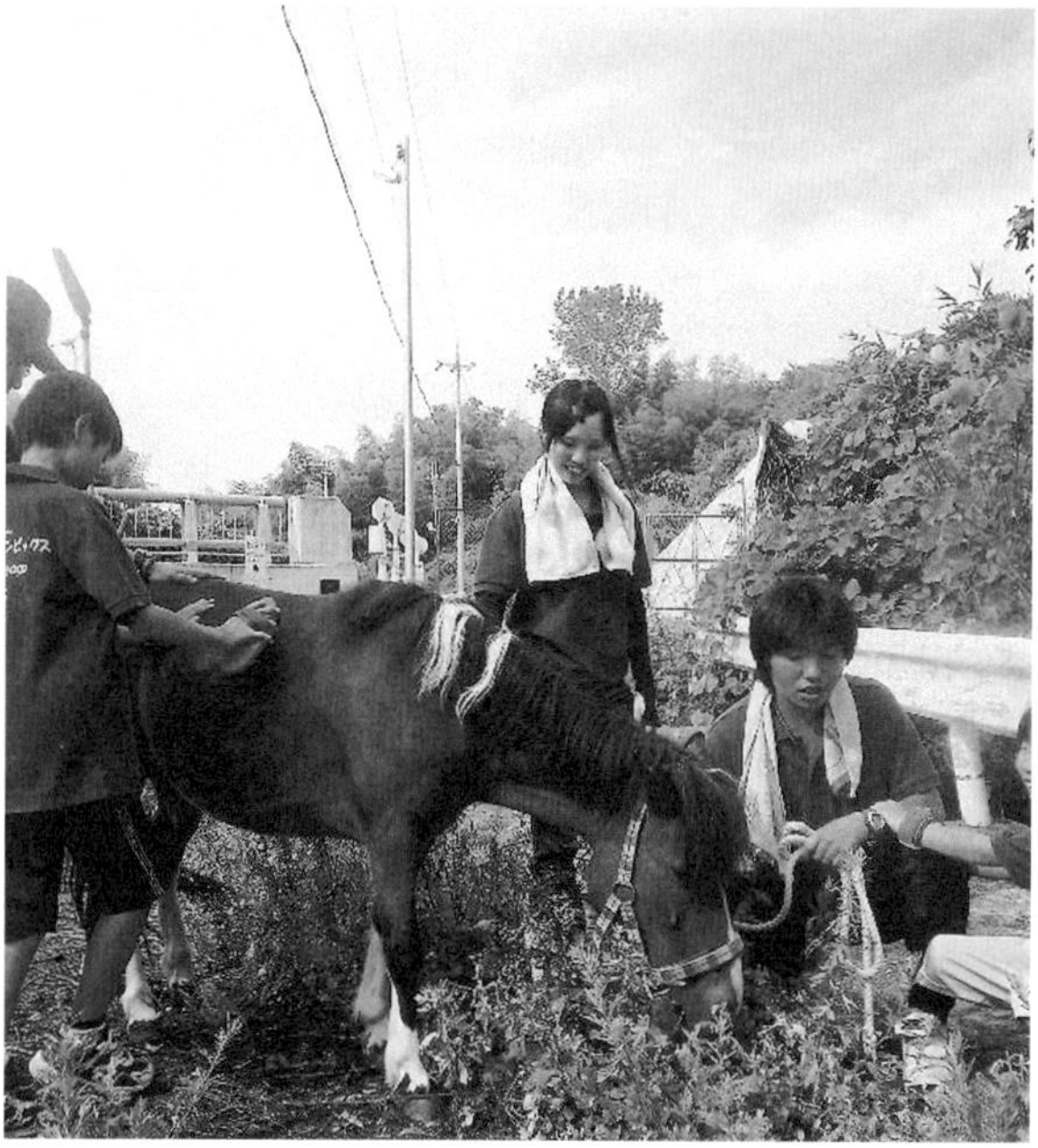

乗馬クラブを訪《おとず》れた小さな子どもたちともすぐに仲良しに。類《るい》兄ちゃんはみんなの人気者です。

類《るい》くんの今までの馬術競技《ばじゅつきょうぎ》実績

二〇一〇年

第18回全国障《しょう》がい者馬術《しゃばじゅつ》大会

・初級馬場馬術競技《ばじゅつきょうぎ》（テストB）速歩《はやあし》クラス　優勝《ゆうしょう》

二〇一一年

第19回全国障《しょう》がい者馬術《しゃばじゅつ》大会

・初級馬場馬術競技《ばじゅつきょうぎ》（テストB）速歩《はやあし》クラス　優勝《ゆうしょう》

・FEIパラ馬場馬術競技《ばじゅつきょうぎ》チャンピョンシップ　グレード1b　準優勝《じゅんゆうしょう》

二〇一二年

第20回全国障《しょう》がい者馬術《しゃばじゅつ》大会

・初級馬場馬術競技《ばじゅつきょうぎ》（テストB）速歩《はやあし》クラス　優勝《ゆうしょう》

・FEIパラ馬場馬術競技《ばじゅつきょうぎ》チャンピョンシップ規定課目《きていかもく》

グレード1b　優勝《ゆうしょう》

第1回SO（スペシャルオリンピックス）日本・兵庫馬術競技《ひょうごばじゅつきょうぎ》大会

・初級馬場馬術競技《ばじゅつきょうぎ》速歩《はやあし》クラス　優勝《ゆうしょう》

・初級馬場馬術《ばじゅつ》競技《きょうぎ》駆歩《かけあし》クラス　優勝《ゆうしょう》

二〇一三年

第21回全国障《しょう》がい者《しゃ》馬術《ばじゅつ》大会
・FEIパラ馬場馬術《ばじゅつ》競技《きょうぎ》チャンピョンシップ
規定《きてい》課目《かもく》　グレード1b　優勝《ゆうしょう》
・FEIパラ馬場馬術《ばじゅつ》競技《きょうぎ》チャンピョンシップ
フリースタイル　グレード1b　優勝《ゆうしょう》

第2回SO日本・兵庫《ひょうご》馬術《ばじゅつ》競技《きょうぎ》大会
・初級馬場馬術《ばじゅつ》競技《きょうぎ》　速歩《はやあし》クラス　優勝《ゆうしょう》

二〇一四年

第22回全国障《しょう》がい者《しゃ》馬術《ばじゅつ》大会
・初級馬場馬術《ばじゅつ》競技《きょうぎ》　速歩《はやあし》クラス　準優勝《じゅんゆうしょう》
・FEIパラ馬場馬術《ばじゅつ》競技《きょうぎ》　ノービス　グレード1b　準優勝《じゅんゆうしょう》
・ジムカーナ競技《きょうぎ》（ウェスタン競技《きょうぎ》）速歩《はやあし》以上のクラス　3位
（この競技《きょうぎ》は、知的《ちてき》障《しょう》がい者《しゃ》と身体障《しょう》がい者《しゃ》の区別なしの競技《きょうぎ》スタイル）

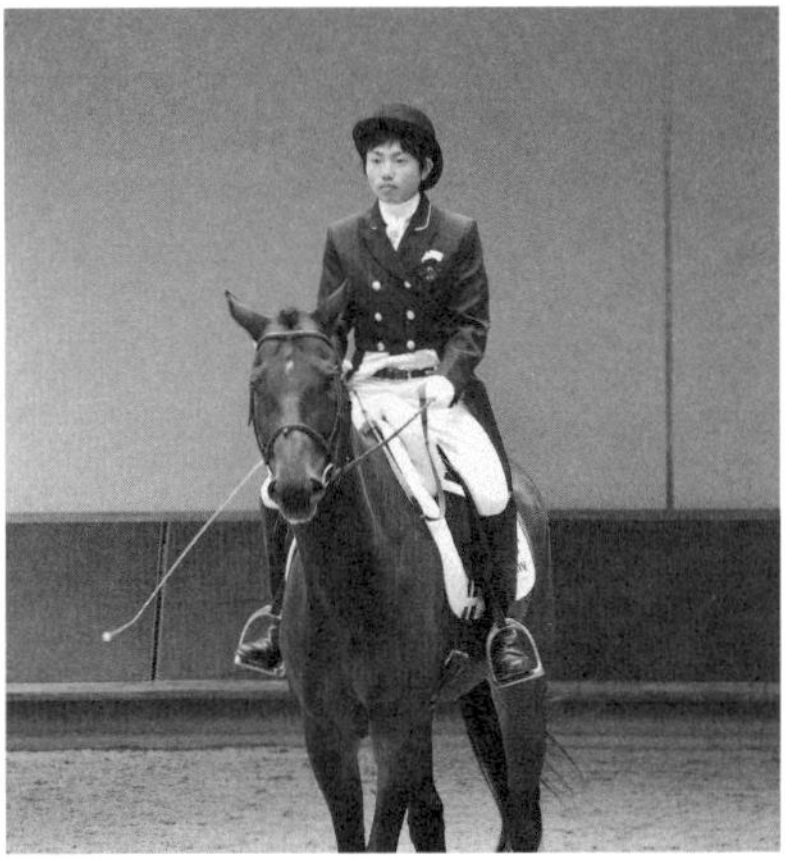

第3回SO日本・兵庫《ひょうご》馬術《ばじゅつ》競技《きょうぎ》大会
・初級馬場馬術《ばじゅつ》競技《きょうぎ》　速歩《はやあし》クラス　準優勝《じゅんゆうしょう》

第6回スペシャルオリンピックス日本夏季ナショナルゲームin福岡《ふくおか》大会
・ポールペンディング種目競技《きょうぎ》
ローカルルール適用《てきよう》Cークラス　優勝《ゆうしょう》（金メダル）

二〇一五年

第4回SO日本・兵庫《ひょうご》馬術《ばじゅつ》競技《きょうぎ》会
・初級馬場馬術《ばじゅつ》競技《きょうぎ》　速歩《はやあし》クラス　優勝《ゆうしょう》（金メダル）

第23回全国障《しょう》がい者《しゃ》馬術《ばじゅつ》大会
・FEIパラ馬場馬術《ばじゅつ》ノービス　グレード1b　知的の部　優勝《ゆうしょう》
・スペシャル競技《きょうぎ》B　速歩《はやあし》クラス　知的のみ　第3位

（二〇一五年十二月現在）

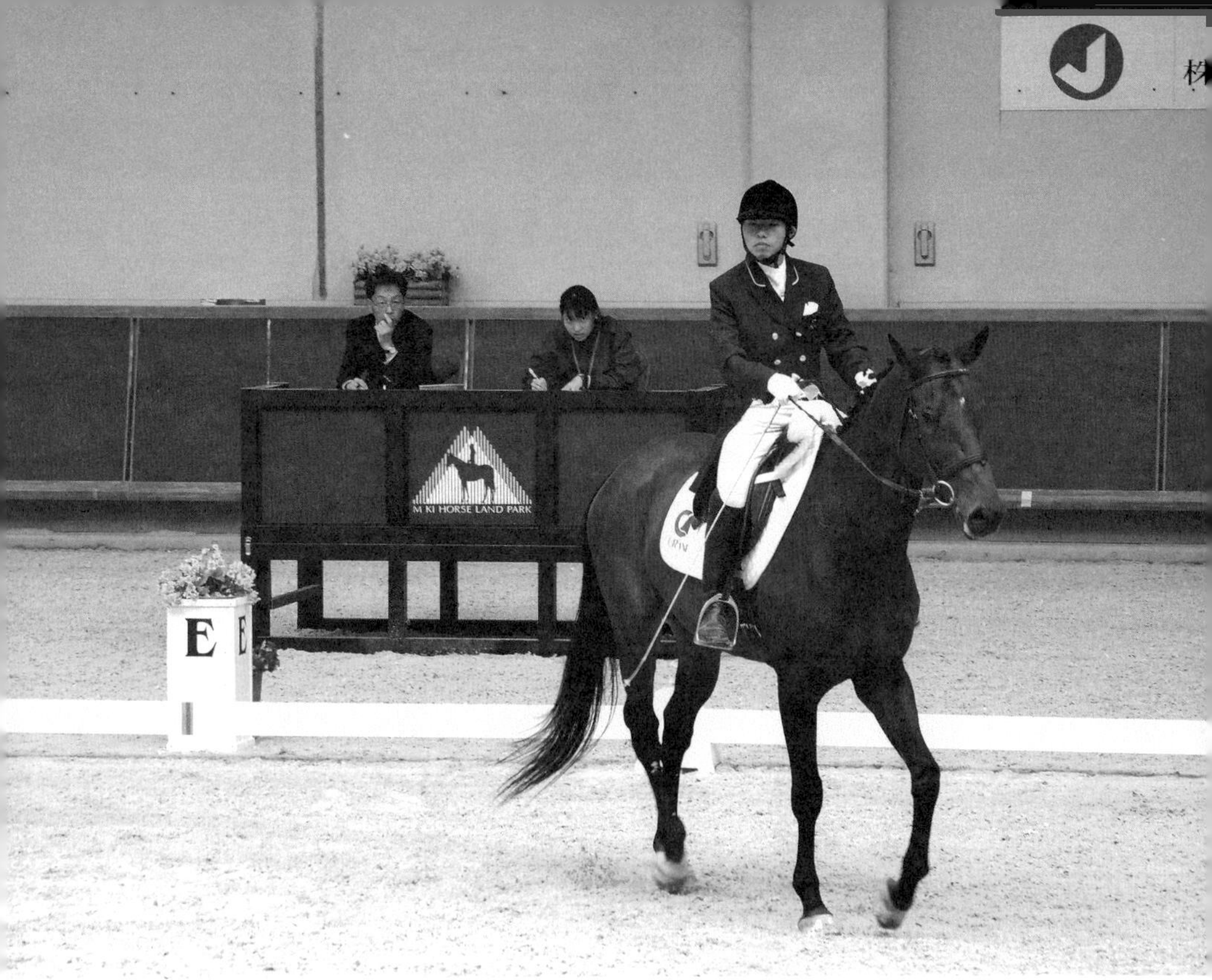

競技中《きょうぎちゅう》の類《るい》くん。(「第６回スペシャルオリンピックス日本夏季ナショナルゲーム in 福岡《ふくおか》」2014 年)

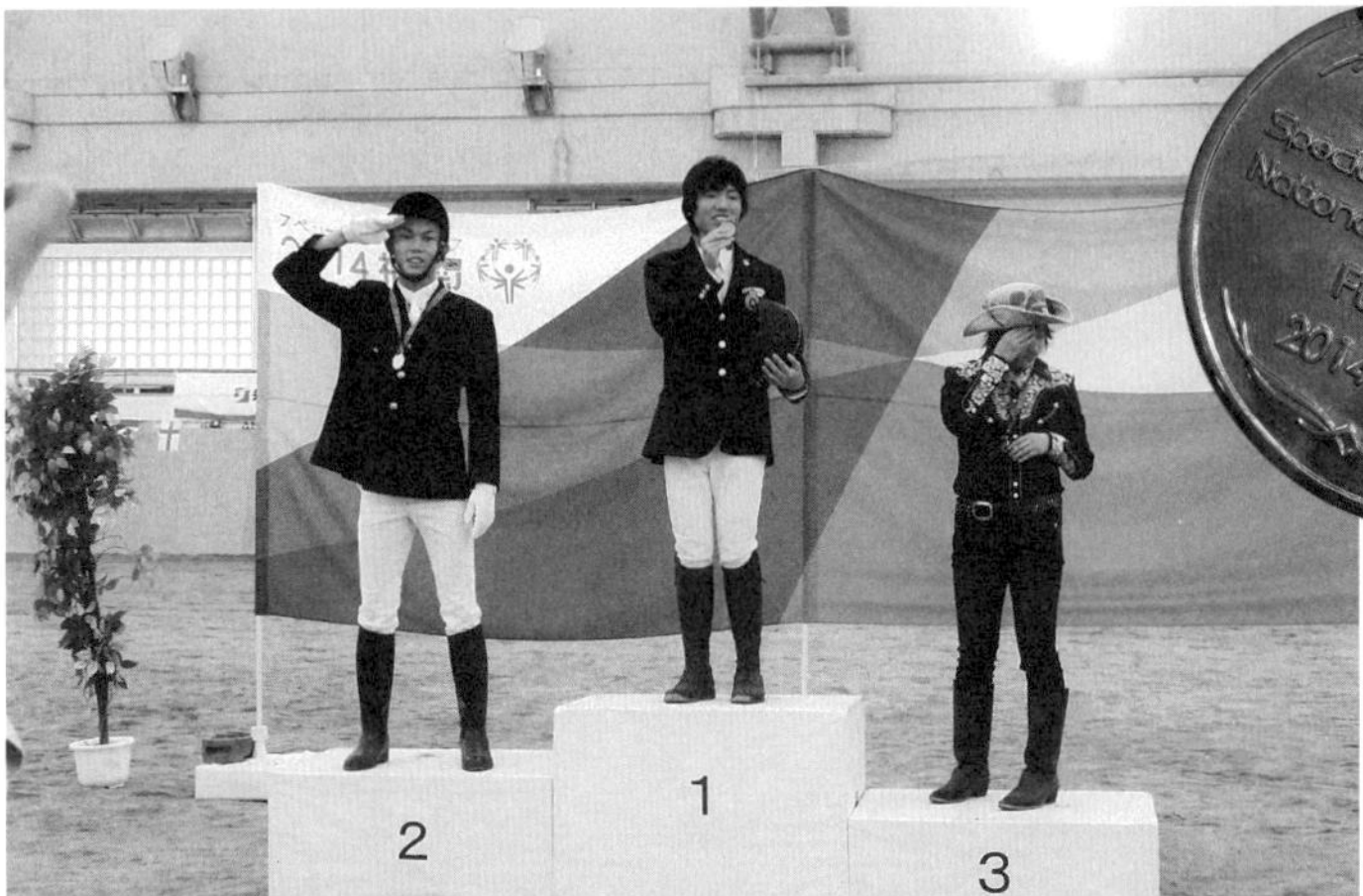

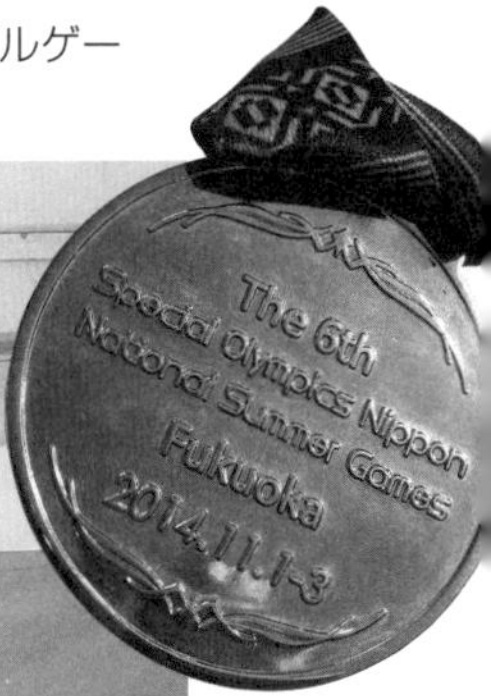

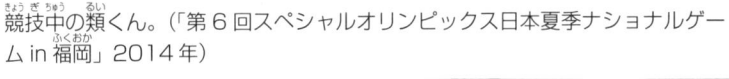

大会でみごと優勝《ゆうしょう》！　右上は類《るい》くんが手にした金メダル。

あとがき

自閉症児《じへいしょうじ》をおおっているからは、かたくて、
しかも厚い。が、
いかにかたくて、厚いからであっても、
きっかけがあれば、
割《わ》れないわけでは、決してない。

このノンフィクションの取材を通じて、わたしはそう感じました。

自閉症《じへいしょう》は、発達障《はったつしょう》がいのひとつです。生まれつき脳《のう》の働きが通常とちがうため起こります。病気ではないので治療《ちりょう》方法もないし、治るということはないそうです。

これは医学的見解《けんかい》であって、人の秘《ひ》めたる能力は、時として医学をこえることもあるのです。あきらめないで目指していれば、自閉症児《じへいしょうじ》もほかの子どもたちと同じよう

に開ける道があることを、自身の行動で証明《しょうめい》してくれた少年がいます。

この物語は、その少年、深津《ふかつ》　類《るい》くんのノンフィクションです。

自閉症児《じへいしょうじ》かどうか、小さいころは、家族でさえも気づかずにいるケースもあるようです。類《るい》くんもそうでした。乳児健診《にゅうじけんしん》でも、「おっとりしたおとなしいお子さん」といわれただけで、保健師《ほけんし》さんさえも気づきませんでした。

三歳《さい》の時に、十三か所もの幼稚園《ようちえん》で入園を断《ことわ》り続けられて、両親は、やっぱりほかの子とはちがうのかもと思ったものの、自閉症《じへいしょう》だとは思ってもみませんでした。

やっと入園できた保育園で園長先生から、「お子さんは自閉症《じへいしょう》です。病気ではなく、脳《のう》の障《しょう》がいなので、一生治りません。」といわれ、両親はおどろいたそうです。医師《いし》の診断《しんだん》を受けたところ、自閉症《じへいしょう》のひとつである「社会性未発達傾向《しゃかいせいみはったつけいこう》と、知的障害《ちてきしょうがい》と、多動性障害《たどうせいしょうがい》と、学習障害《しょうがい》をともなう公汎性発達障害《こうはんせいはったつしょうがい》」と診断《しんだん》されました。それも中度の重い障《しょう》がいでした。

そこから、類《るい》くんと家族の苦悩《くのう》の道が始まりました。

ひと言もしゃべれないまま、三年間の保育園を終えた類《るい》くんは、教育委員会の指導《しどう》に逆《さか》らうように養護《ようご》学校ではなく、地元の小学校に入ります。それがよかったのでしょう。小学校で出会った友だちが、大きなきっかけになり、彼《かれ》のからにひびが入りました。彼《かれ》は、少しずつそのすき間から顔を出し、外の世界になじんでいきます。が、障《しょう》がいが治ったわけではなく、中学時代にはひどいいじめを受け、「おまえなんか死んでしまえ。」と飛び降《お》りるビルまで指示されました。幸いにも屋上に通じているとびらにはカギがかかっていましたが、純真《じゅんしん》で人を疑《うたが》うことを知らない彼《かれ》は、悩《なや》みました。

「友だちが、ぼくに死ねといってくれます。どうしたら死ねますか?」

死と背中《せなか》合わせのつらい中で知能指数《ちのうしすう》61の彼は、地道な努力を積みました。結果、画期的なできごとが起こりました。公立高校に受かったのです。

が、高校に入ったものの、小学校のときのように心を許《ゆる》し合える友だちがいませんでした。この時期、乗馬に出会いました。この出会いが、彼《かれ》をさらに成長させる次のきっかけになったのです。

高校を卒業した彼《かれ》は、今は乗馬クラブで働いています。彼《かれ》を、障《しょう》がい者枠《しゃわく》でやとってもらえないかとお願いしたお母さんに、乗馬クラブの人はこういったそうです。

「できることとできないことをふくめて、彼《かれ》の人となりをちゃんと知っているから働いてもらいましょう。決して障《しょう》がい者《しゃ》として採用《さいよう》するのではありません。」

彼《かれ》は、自分の仕事をとても真面目にこなしています。乗馬クラブで働きながら知的《ちてき》障《しょう》がい者《しゃ》のスペシャルオリンピックス（乗馬部門）を目指しています。国内の競技《きょうぎ》では、年々、いい結果を出しています。（144ページから146ページ参照《さんしょう》）

治ることがないと医者から宣告《せんこく》されていた自閉症《じへいしょう》の類《るい》くんが、人の出会いと自身の努力の結果、自分を閉《と》じこめていたからを破《やぶ》り、成長してきた過程《かてい》をなぞってみると、どんな困難《こんなん》な問題を背負《せお》っていても、開くとびらはあると信じることができます。

ふりかえってみれば、一歩まちがっていれば死につながっていた中学時代のつらい試練《しれん》も、彼《かれ》が成長する糧《かて》に思えてなりません。生きていてこそいえることです。

沢田俊子（さわだ・としこ）
京都府に生まれる。日本児童文芸家協会会員。
1996年、恐竜文化大賞受賞作『モモイロハートそのこリュウ』（汐文社）」で単行本デビュー。2004年『盲導犬不合格物語』（学研）で、サンケイ児童出版文化賞受賞。他に『ぼく、がんばったんだよ』『クマに森を返そうよ』（汐文社）、『七頭の盲導犬と歩んできた道』『命の重さはみな同じ』『引退犬命の物語』（学研）、『イエローカードはぼくらの旗印』（京都新聞出版センター）、『目の見えない子ねこ、どろっぷ』（講談社）、『おしゃべりな毛糸玉』『とらちゃんつむじ風』（文研出版）など多数ある。

※この本の売り上げの一部は、「きっとウマくいく輪」（障がい者乗馬民間団体）の支援に使われます。

〈文研じゅべにーる・ノンフィクション〉　2016年4月30日　第1刷
めざせスペシャルオリンピックス・世界大会！
—がんばれ、自閉症の類くん
ISBN978-4-580-82296-2
著　者　沢田俊子　NDC 916　A5判　152P　22cm
発行者　佐藤徹哉
発行所　文研出版　〒113-0023　東京都文京区向丘2－3－10　☎(03)3814-6277
〒543-0052　大阪市天王寺区大道4－3－25　☎(06)6779-1531
http://www.shinko-keirin.co.jp/
編集協力　内田直子
表紙デザイン　花本浩一
印刷所／製本所　株式会社太洋社